临床医学检验诊断学

LINCHUANG YIXUE JIANYAN ZHENDUAN XUE

张若霜 等 主编

河南大学出版社
HENAN UNIVERSITY PRESS
·郑州·

图书在版编目(CIP)数据

临床医学检验诊断学 / 张若霜等主编. --郑州 ：
河南大学出版社，2024. 6. -- ISBN 978-7-5649-5960-9

Ⅰ. R446.1

中国国家版本馆 CIP 数据核字第 20247625ZE 号

责任编辑 孙增科

责任校对 陈 巧

封面设计 刘 霞

出 版 河南大学出版社

地址:郑州市郑东新区商务外环中华大厦 2401 号 邮编:450046

电话:0371－86059701(营销部) 网址:hupress.henu.edu.cn

印 刷 广东虎彩云印刷有限公司

版 次 2024 年 6 月第 1 版 印 次 2024 年 6 月第 1 次印刷

开 本 787mm×1092mm 1/16 印 张 7

字 数 188 千字 定 价 36.00 元

编 委 会

主　编　张若霜　招远市中医医院

张　蕾　山东健康枣庄中心医院

吴希国　山东省潍坊市益都中心医院

高　颖　潍坊市人民医院

卢洪文　潍坊市人民医院

杜巧娟　庆云县人民医院

副主编　邹继红　济南市长清区人民医院

张桂梅　郓城县黄安镇中心卫生院

李　伟　滕州市中心人民医院

路奎玉　日照市东港区石臼街道社区卫生服务中心

张咏梅　环翠中医医院孙家疃社区卫生服务中心

赵娜娜　博兴县纯化中心卫生院

前　言

　　医学检验是对取自人体的材料进行微生物学、免疫学、生物化学、遗传学、血液学、生物物理学、细胞学等方面的检验，从而为预防、诊断、治疗人体疾病和评估人体健康提供信息。医学检验通过客观准确的化验指标，为临床医生提供治疗依据，是临床工作不可缺少的部分。随着医学的发展和科技的进步，新技术、新方法、新思维、新理念、新的检测项目不断出现，个体化诊断和个体化治疗等技术的新需求也促使医学检验加速发展。因此，为了使临床医师更多地了解医学检验的内涵，合理地选择项目，正确地分析数据，特编写此书。

　　本书涵盖了临床各种检验项目，介绍了医学检验的基础知识和临床应用，前言阐述了现代医学检验的基础理论知识，体现医学检验的临床意义。

　　尽管本书将大量实用、前沿的检验知识和技术融合其中，但医学知识日新月异，编撰中仍然会存在一些不足之处，望各位同人不吝赐教，提出宝贵的意见和建议。

目　录

第一章　细菌学基础

第一节　细菌的形态与结构

细菌(bacterium)是一类具有细胞壁的单细胞原核细胞型微生物。各种细菌在一定的环境条件下有相对恒定的形态与结构。了解细菌的形态与结构,不仅是鉴定细菌的一项依据,而且对研究细菌的生理功能、致病性、免疫性都具有重要的意义。

一、细菌的大小和形态

(一)细菌的大小

细菌个体微小,需用光学或电子显微镜放大数百至上千倍才能看到。通常以微米(μm)为测量单位。球菌以其直径表示大小,杆菌以其长与宽表示大小。不同种类的细菌大小不一,同一种细菌在不同情况下大小形状也有差别,如幼嫩的杆菌比老的大几倍。多数球菌的直径约为1μm,中等大小的杆菌长 2~3μm,宽 0.3~0.5μm。

(二)细菌的形态

细菌的基本形态有三种,即球形、杆形和螺形,分别称为球菌、杆菌和螺形菌。细菌的形态受多种因素的影响。通常细菌在适宜的条件下培养 8~18h,形态较为典型。当环境条件不利(如培养时间过长,环境中含有抗生素、抗体、溶菌酶及高浓度 NaCl 等)时,菌体可变为梨形、气球状、丝状或不规则形,表现为多形性,难以识别。

因此,在实验室诊断时,常选用在适宜培养基中培养 8~18h 的细菌进行观察研究和分离鉴定。

1.球菌

球菌(coccus)呈球形或近似球形(如豆形、肾形或矛头形)。根据细菌细胞的分裂方向或分裂后菌体的排列方式不同,球菌又可分为以下几种。

(1)双球菌:细菌呈一个平面分裂,分裂后两个菌体成双排列,如脑膜炎奈瑟菌、淋病奈瑟菌。

(2)链球菌:细菌呈一个平面分裂,分裂后的菌体排列成链状,如乙型溶血性链球菌。

(3)葡萄球菌:细菌沿多个不规则平面分裂,分裂后菌体无规律地堆积在一起,似葡萄状,如金黄色葡萄球菌。

(4)四联球菌:细菌在两个相互垂直的平面分裂,分裂后四个菌体呈"田"字形排列在一起,如四联加夫基菌。

(5)八叠球菌:细菌在一组相互垂直的平面上,沿上下、左右、前后方向分裂,分裂后八个菌体叠在一起,如藤黄微球菌。

各类球菌除上述典型排列方式外,也有以单个菌体分散存在的。

2.杆菌

在细菌中杆菌(bacillus)种类最多,其外形呈杆状或球杆状,菌体两端钝圆,少数平齐、尖细或膨大。不同杆菌长短、大小、粗细差异很大,如炭疽芽孢杆菌长 4~10μm、宽 1.0~1.5μm,布鲁杆菌长仅为 0.6~1.5μm、宽 0.4~0.8μm。

杆菌多数分散存在,但有的可排列成链状,如炭疽芽孢杆菌;有的呈分枝状排列,如结核分枝杆菌;也有的呈"八"字或栅栏状排列,如白喉棒状杆菌。

3.螺形菌

螺形菌(spirillar bacterium)菌体弯曲呈螺形,根据菌体弯曲可分两类:

(1)弧菌(vibrio):菌体只有一个弯曲,呈弧形或逗点状,如霍乱弧菌。

(2)螺菌(spirillum):有的菌体有数个弯曲,如鼠咬热螺菌;有的菌体弯曲呈螺旋形、"S"形或海鸥状,称为螺旋杆菌,如幽门螺旋杆菌。

二、细菌的结构

细菌的结构包括基本结构和特殊结构两部分。细菌的基本结构包括细胞壁、细胞膜、细胞质和核质等,是所有细菌都具有的结构。细菌的特殊结构是某些细菌在一定条件下形成的结构,包括荚膜、鞭毛、菌毛和芽孢等。

(一)细菌的基本结构

1.细胞壁

细胞壁是位于细菌细胞膜外的一层坚韧而有弹性的膜状结构。厚度随菌种而异,平均为12～30nm,占菌体干重的10%～25%。

(1)细胞壁的功能

细胞壁的功能主要有如下四个:①维持细菌的固有形态,保护细菌抗低渗的外环境。细菌胞质内高浓度物质产生很高的渗透压(5～20个大气压),细胞壁有助于细菌承受巨大的压力,使其在低渗透环境中不破裂、不变形。②参与物质交换。细胞壁上具有许多微孔,允许水和可溶性物质自由通过,与细胞膜共同完成细菌细胞内、外物质的交换。③具有免疫原性。细胞壁上有多种抗原决定基,决定着细菌的免疫原性。④与细菌致病性有关。革兰氏阴性菌细胞壁上的脂多糖具有内毒素作用,革兰氏阳性菌细胞壁中的磷壁酸具有黏附作用,这些作用均有助于细菌发挥致病性。

(2)细胞壁的化学组成与结构

细胞壁的化学结构相对复杂,而且两类细菌细胞壁的化学成分有明显差异:革兰氏阳性菌细胞壁由肽聚糖和磷壁酸组成;革兰氏阴性菌细胞壁由肽聚糖和外膜组成。

A.肽聚糖

肽聚糖又称为黏肽,是细菌细胞壁的主要化学成分,为原核生物细胞所特有的物质。革兰氏阳性菌的肽聚糖由聚糖骨架、四肽侧链和五肽交联桥三部分组成,革兰氏阴性菌仅由聚糖骨架和四肽侧链两部分组成。

各种细菌细胞壁聚糖骨架的组成和结构相同,均由N-乙酰葡萄糖胺和N-乙酰胞壁酸通过β-1,4糖苷键连接,交替间隔排列而成。革兰氏阳性菌的四肽侧链由L-丙氨酸、D-谷氨酸、L-赖氨酸和D-丙氨酸组成,连接在聚糖骨架的N-乙酰胞壁酸上。一条四肽侧链上第3位的L-赖氨酸通过五肽桥(5个甘氨酸组成)与相邻骨架的四肽侧链上第4位的D-丙氨酸连接,从而使肽聚糖分子形成机械强度很大的三维空间结构。革兰氏阳性菌细胞壁肽聚糖含量较多,可达15～50层,占细胞壁干重的50%～80%。

革兰氏阴性菌的肽聚糖没有五肽交联桥,其四肽侧链中第三位氨基酸是二氨基庚二酸

(DAP)，DAP 直接与相邻聚糖骨架的四肽侧链末端的 D-丙氨酸连接，形成较疏松的二维平面结构。革兰氏阴性菌细胞壁肽聚糖含量较少，仅 1～2 层，占细胞壁干重的 5%～20%。

肽聚糖是保证细胞壁坚韧性的重要成分，凡能破坏肽聚糖结构或抑制其合成的物质，大多能损伤细胞壁而杀伤细菌。例如，溶菌酶能切断肽聚糖中 N-乙酰葡萄糖胺和 N-乙酰胞壁酸之间的 β-1,4 糖苷键，破坏肽聚糖骨架，引起细菌裂解。青霉素和头孢菌素能抑制四肽侧链上 D-丙氨酸与五肽交联桥之间的连接，使细菌不能合成完整的细胞壁，而导致细菌死亡。人和动物细胞无细胞壁结构，亦无肽聚糖，故溶菌酶和青霉素对人体细胞均无毒性作用。

B.磷壁酸

磷壁酸是革兰氏阳性菌细胞壁的特有成分。按其结合部位可分为壁磷壁酸和膜磷壁酸两种，前者一端与肽聚糖的 N-乙酰胞壁酸相连，后者一端与细胞膜磷脂相连，它们的另一端均游离于细胞壁外。磷壁酸抗原性很强，是革兰氏阳性菌的重要表面抗原，某些细菌的磷壁酸对人类细胞具有黏附作用，与致病性有关。如人类口腔黏膜与皮肤细胞等表面具有膜磷壁酸的受体，A 族溶血性链球菌的膜磷壁酸可与之结合而导致感染。

C.外膜

外膜是革兰氏阴性菌细胞壁的特有成分，位于肽聚糖外侧。外膜由内向外依次为脂蛋白、脂质双层和脂多糖。脂蛋白位于肽聚糖和脂质双层之间，由脂质和蛋白质构成，蛋白质部分连接在肽聚糖四肽侧链上，脂质部分连接于脂质双层的磷脂上，使外膜和肽聚糖层构成一个整体。脂质双层的结构与细胞膜相似。脂多糖（lipopolysaccharide，LPS）是革兰氏阴性菌的内毒素，由脂质 A、核心多糖和特异多糖组成。它牢固地结合在脂质双层上，只在菌体溶解破裂时方可释放出来。脂质 A 是内毒素的毒性成分，无种属特异性，毒性作用大致相同；核心多糖位于脂质 A 的外层，具属特异性；特异多糖位于最外层，是由多个寡糖重复单位构成的多糖链，为革兰氏阴性菌的菌体抗原，称 O 抗原，不同种或不同类型的细菌其 O 抗原不同，借此可鉴定细菌。由于革兰氏阴性菌细胞壁含肽聚糖少，且受外膜层的保护，因此，对青霉素和溶菌酶不敏感。

（3）L 型细菌

在某些情况下（如受溶菌酶或青霉素作用），细菌失去细胞壁而在高渗环境下仍能存活的细菌称为 L 型细菌。这种细胞壁缺陷的细菌，首先是在英国 Lister 研究所发现的，故取其第一个字母命名，称为 L 型（L-form）细菌。

革兰氏阳性菌（G＋菌）细胞壁缺失后，胞质仅被一层细胞膜包绕，称为原生质体。原生质体只能在与菌体内渗透压接近的高渗环境中存活。革兰氏阴性菌（G－菌）细胞壁缺失后，称为原生质球。G 菌肽聚糖受损后因有外膜保护，故原生质球在低渗环境中仍有一定抵抗力。

L 型细菌因细胞壁缺失而呈高度多形性，有球状、杆状和丝状，大小不一，且着色不均，大多数被染成革兰阴性。L 型细菌的培养条件与原菌基本相似，但在普通培养基中不易生长，在含有 10%～20% 人或马血清的高渗低琼脂培养基中可缓慢生长，经 2～7 天培养可形成中间较厚、四周较薄的荷包蛋样小菌落，也有的长成颗粒状或丝状菌落。L 型细菌的生化反应常发生明显变化，因此，必须将分离的 L 型细菌在适宜条件下使其返祖后再行生化鉴定。

某些 L 型细菌仍有一定的致病力，常引起慢性感染，如尿路感染、骨髓炎、心内膜炎等，并常在作用于细胞壁的抗菌药物（β-内酰胺类抗生素等）治疗过程中发生。临床上遇到症状明显而标本常规细菌培养阴性者，应考虑 L 型细菌感染的可能性。

2.细胞膜

细胞膜又称胞质膜,位于细胞壁内侧,是一层紧密包绕在细胞质外面的具有弹性的半渗透性生物膜。其厚度为 5～10nm,占细菌细胞干重的 10%～30%,其结构与其他生物细胞膜基本相同,为脂质双层并镶嵌有多种蛋白质。细胞膜有选择性通透作用,与细胞壁共同完成菌体内、外的物质交换。膜上有多种呼吸酶,参与细胞的呼吸过程。膜上还有多种合成酶,参与生物合成过程。

细菌细胞膜可以形成特有的结构,如中介体等。中介体是细胞膜向胞质凹陷折叠形成的囊状物,多见于革兰氏阳性菌,其与细胞的分裂、呼吸、胞壁合成和芽孢形成有关。中介体扩大了细胞膜的表面积,相应地增加了呼吸酶的含量,可为细菌提供更多能量,有拟线粒体之称。

3.细胞质

细胞质是由细胞膜包裹着的无色透明的溶胶性物质。其基本成分是水、蛋白质、脂类、核酸及少量糖和无机盐等。细胞质的成分随菌种、菌龄、培养时间和条件而变化。细胞质含丰富的酶系统,参与营养物质的合成与分解,是细菌新陈代谢的主要场所。细胞质内还含有多种重要结构。

(1)核糖体:亦称核蛋白体,是游离于细胞质中的由 RNA 和蛋白质组成的微小颗粒,是细菌合成蛋白质的主要场所。核糖体由 30S 与 50S 两个亚基组成,某些药物可通过与亚基结合(如链霉素能与 30S 亚基结合,红霉素能与 50S 亚基结合),干扰细菌蛋白质的合成,从而产生杀菌作用。人体细胞核糖体的组成与细菌不同(两个亚基为 40S 与 60S),故这些抗生素仅作用于细菌核糖体而对人细胞核糖体无影响。

(2)质粒(plasmid):细菌染色体以外的遗传物质,为双链闭合环状 DNA 分子,可携带遗传信息,控制细菌某些特定的遗传性状。质粒能自我复制传给子代细菌,可通过接合或转导等方式传递给另一细菌,因而在遗传工程中可作为基因的运载体。医学工作中常见的质粒有决定细菌性菌毛的 F 质粒、决定耐药性的 R 质粒以及决定细菌毒力的 Vi 质粒等。

(3)胞质颗粒:也称内含体。细胞质中含有多种胞质颗粒,多数为细菌暂时贮存的营养物质,包括多糖、脂类、磷酸盐等。某些细菌(如白喉棒状杆菌)细胞内含有由 RNA 和多聚偏磷酸盐组成的胞质颗粒,具有较强的嗜碱性,着色较深,经特殊染色后可染成与菌体不同的颜色,称为异染颗粒(metachromatic granule),对细菌鉴别有一定意义。

4.核质

核质是细菌的遗传物质,因无核膜和核仁,故称为核质或拟核。细菌核质是由一条闭合双股环状 DNA 分子反复卷曲盘绕而成的松散网状结构,控制着细菌的各种遗传性状。核质 DNA 如发生改变,可导致细菌的性状发生变异或细菌死亡。

(二)细菌的特殊结构

1.荚膜

荚膜(capsule)是某些细菌细胞壁外包绕的一层较厚的黏液性物质。荚膜的厚度约 200nm,如肺炎链球菌的荚膜。厚度小于 200nm 者称为微荚膜,如溶血性链球菌的 M 蛋白、伤寒沙门菌的 Vi 抗原及大肠埃希菌的 K 抗原等。

荚膜对一般碱性染色剂亲和力低,不易着色,普通染色只能看到菌体周围有未着色的透明圈。特殊染色法可将荚膜染成与菌体不同的颜色。荚膜的形成受遗传控制并受环境因素影响,一般在机体或营养丰富的培养基中易形成荚膜,而在普通培养基中培养易消失。荚膜的成分随菌种不同而有所差异：大多数为多糖，如肺炎链球菌荚膜、脑膜炎奈瑟菌荚膜；少数为多肽，如炭疽芽孢杆菌荚膜；链球菌的荚膜则为透明质酸。

荚膜的功能有如下几点：①抗吞噬作用：荚膜在体内能抵抗宿主吞噬细胞的吞噬和消化作用，因而是细菌的重要毒力因子。例如，肺炎链球菌，数个有荚膜菌株就可使实验小鼠致死，无荚膜株则高达上亿个细菌才能使小鼠死亡。②黏附作用：荚膜多糖可使细菌彼此相连，并易于黏附于宿主细胞表面，增加感染的机会。③抵抗体液中杀菌物质，保护菌体避免和减少受溶菌酶、补体、抗菌抗体、抗菌药物等物质的损伤作用。④具有免疫原性：可用以鉴别细菌或进行细菌的分型。⑤抗干燥的作用：荚膜中贮留有大量水分，可使细菌在干燥环境中维持菌体代谢。

2.鞭毛

鞭毛（flagellum）是某些细菌（如所有的弧菌和螺菌、部分杆菌和个别球菌）由细胞膜伸出到菌体外的细长弯曲的丝状物。鞭毛长5～20μm，通常超过菌体数倍，而直径仅为12～30nm。需用电子显微镜观察，或经特殊染色法使鞭毛增粗后才能在普通光学显微镜下看到。根据鞭毛数目和排列方式，可分为：①周鞭毛，菌体周身随意分布的许多鞭毛。②单鞭毛，菌体一侧顶端仅有1根鞭毛。③双鞭毛，菌体两端各有1根鞭毛。④丛鞭毛，菌体一端或两端有数根成丛的鞭毛。

鞭毛是细菌的运动器官，具有鞭毛的细菌在液体环境中能自由游动。细菌的运动有化学趋向性，常向营养物质处前进，并避开有害物质。有些细菌的鞭毛与致病性有关，如霍乱弧菌等借其鞭毛的运动穿透小肠黏膜表面的黏液层，使菌体黏附于黏膜上皮细胞而导致病变发生。根据鞭毛的有无，可帮助鉴别细菌。如伤寒沙门氏菌与志贺菌形态相似，但前者有鞭毛能运动，后者无鞭毛不能运动，借此可区别这两种细菌。鞭毛的化学成分是蛋白质，具有较强的免疫原性，称为鞭毛抗原（H抗原），有助于细菌鉴别或分型。

3.菌毛

菌毛（pilus）是许多革兰氏阴性菌和个别革兰氏阳性菌表面具有的比鞭毛更细、短而直硬的蛋白丝状物。菌毛须用电镜才能看到。菌毛可分为普通菌毛和性菌毛两类。

（1）普通菌毛：遍布整个菌体表面，短而直，约数百根。普通菌毛具有黏附能力，是细菌的黏附器官，能与宿主呼吸道、消化道和泌尿生殖道等处黏膜上皮细胞表面的特异性受体结合，是细菌感染的第一步。因此，普通菌毛是细菌的重要侵袭因素，失去菌毛的细菌其致病力也随之减弱或消失。

（2）性菌毛：性菌毛比普通菌毛长而粗，仅有1～4根，中空呈管状。性菌毛由F质粒所编码，通常把有性菌毛的细菌称为雄性菌，亦称F＋菌，无性菌毛的细菌称为雌性菌，亦称F－菌。通过性菌毛能将F＋菌的某些遗传物质转移给F－菌，使后者也获得F＋菌的某些遗传特性。细菌的F－质粒、R质粒都能通过性菌毛的接合方式转移，使受体菌获得某些相应的性状或特征，如性菌毛、耐药性等。

4.芽孢

芽孢（spore）是某些细菌在一定的环境条件下，细胞质脱水浓缩，在菌体内形成的一个折光性强、通透性低、具有多层膜包裹的圆形或椭圆形小体。芽孢壁厚不易着色，革兰染色后，光镜下可见菌体内有一个无色透明的小体；若经特殊染色，芽孢可被染成与菌体不同的颜色。能形成芽孢的细菌均为革兰氏阳性菌，如需氧芽孢杆菌与厌氧芽孢杆菌。芽孢一般在机体外营养物质缺乏的环境条件下形成。芽孢形成后菌体成为空壳，有的芽孢可从菌体脱落游离。

在条件适宜时,芽孢可发芽形成新的菌体。一个芽孢也只能形成一个新的菌体。因此,芽孢的形成不是细菌的繁殖方式,而是细菌对营养缺乏的一种反应,是细菌的休眠状态。与芽孢相对而言,未形成芽孢具有繁殖能力的细菌体称为繁殖体。芽孢的大小、形态和位置随菌种不同而有差异,这有助于鉴别细菌。如炭疽芽孢杆菌的芽孢小于菌体的横径,位于菌体中央,呈圆形或椭圆形;又如,破伤风细菌的芽孢呈正圆形大于菌体横径,位于菌体顶端呈鼓槌状。

芽孢对热、干燥、化学消毒剂和辐射等都有很强的抵抗力,故在医学实践中具有重要意义:①芽孢可增强细菌抵抗力。芽孢含水量少,具有多层厚而致密的结构使其通透性降低、含有大量的吡啶二羧酸,因此,对干燥、高温和消毒剂等理化因素有强大的抵抗力。如肉毒梭菌的芽孢在120℃条件下灭菌30min才被杀死,炭疽芽孢杆菌的芽孢在5%石炭酸中灭菌5h才被杀死。②芽孢可成为某些疾病潜在的病源。由于芽孢可在自然界存活多年,用一般处理方法又不易将其杀死,若在适宜条件下转为繁殖体,则可能引起疾病。③芽孢是判断灭菌效果的指标。由于芽孢能耐高温,在适宜条件下又可转变为繁殖体,故常将芽孢是否被杀死作为消毒灭菌是否彻底的判断标准。④芽孢可用于鉴别细菌。可根据芽孢的形态特点鉴别细菌。

第二节　细菌的生理

细菌生理活动的中心是新陈代谢。认识细菌的生长繁殖及新陈代谢的规律,对于掌握细菌的培养方法、了解病原菌的致病性及进行细菌的鉴定等均有重要作用。

一、细菌的理化性状

(一)细菌的化学组成

细菌和其他生物细胞相似,含有多种化学成分,包括水、无机盐、蛋白质、糖类、脂类、核酸等。水分是细菌细胞重要的组成成分,占细菌总量的75%～90%。除水分以外,细菌细胞的固形物主要是有机物,其中:蛋白质占细菌干重的50%～80%;糖类大多为多糖,占细菌干重10%～30%;核糖核酸(RNA)存在于细胞质中,约占细菌干重的10%;脱氧核糖核酸(DNA)主要存在于染色体和质粒中,约占菌体干重的3%;还有少数的无机离子,如钾、钠、铁、镁、钙、氯等,构成细菌细胞的各种成分及维持酶的活性和跨膜化学梯度。此外,细菌体内还含有一些原核细胞型微生物特有的化学物质,如肽聚糖、胞壁酸、磷壁酸、D型氨基酸、二氨基庚二酸(DAP)、吡啶二羧酸(DPA)等。

(二)细菌的物理性状

(1)光学性质:细菌为半透明体。当光线照射至细菌表面时,部分被吸收,部分被折射,故细菌悬液呈混浊状态。菌数越多,浊度越大,使用比浊法或者分光光度计可以粗略地估计细菌的数量。

(2)表面积:细菌体积微小,比表面积大,如葡萄球菌直径约 $1\mu m$,则 $1cm^3$ 体积的表面积可达 $60\ 000cm^2$,而直径为 $1cm$ 的生物体,$1cm^3$ 体积的表面积仅 $6cm^2$。巨大的比表面积有利于细胞同外界进行物质交换,因此,细菌的代谢旺盛,繁殖迅速。

(3)带电现象:细菌固体成分的 50%～80% 是蛋白质,蛋白质由兼性离子氨基酸组成。因而当细菌处于某一 pH 时,蛋白质解离成正、负离子的趋势相等,即成为兼性离子,净电荷为零,此时溶液的 pH 称为该细菌的等电点。革兰氏阳性菌的等电点为pH2～3,革兰氏阴性菌的等电点为 pH

4～5,在中性或弱碱性环境中,细菌均带负电荷,尤以革兰氏阳性菌带负电荷更多。细菌的带电现象与细菌的染色反应、凝集反应、抑菌和杀菌作用有密切关系。

(4)半透性与渗透压:细菌的细胞壁和细胞膜都有半透性,允许水及部分小分子物质通过,有利于吸收营养和排出代谢物质。

细菌体内含有高浓度的营养物质和无机盐,因而具有较高的渗透压。如革兰氏阳性菌的渗透压高达 20～25 个大气压,革兰氏阴性菌为 5～6 个大气压。细菌一般生活在渗透压较低的环境中,由于具有坚韧的细胞壁,从而保护细菌在低渗透压环境中不致膨胀破裂。若细菌处在渗透压高的环境中,则菌体内水分逸出,胞质浓缩,造成胞浆分离,使细菌不能生长繁殖。

二、细菌的生长繁殖

(一)细菌生长繁殖的条件
细菌生长繁殖必需的基本条件包括以下四个方面。

1.充足的营养物质

细菌所需的营养物质主要有水、碳源、氮源、无机盐和生长因子等。

(1)水:是良好的溶剂,可使营养物质溶解,以利于细菌吸收。此外,水还是细菌细胞调节温度、新陈代谢的重要媒介。

(2)碳源:是细菌合成蛋白质、核酸、糖、脂类、酶类等菌体成分的原料,同时也为细菌新陈代谢提供能量。病原菌主要从糖类、有机酸等含碳化合物中获得碳源。

(3)氮源:主要功能是作为细菌合成菌体成分的原料,细菌对氮源的需要量仅次于碳源。病原微生物主要从氨基酸、蛋白胨等有机氮化物中获得氮。少数病原菌如克雷伯菌也可以利用硝酸盐甚至氮气,但利用率低。

(4)无机盐:细菌需要各种无机盐以提供细菌生长的各种元素,需要浓度在 10^{-4}～10^{-3} mol/L 的元素为常用元素,如磷、硫、钾、钠、镁、钙、铁,需要浓度在 10^{-8}～10^{-6} mol/L 的元素为微量元素,如钴、锌、锰、铜等。各类无机盐的功能如下:①构成有机化合物,成为菌体的成分;②作为酶的组成部分,维持酶的活性;③参与能量的储存和转运;④调节菌体内外的渗透压;⑤某些元素与细菌的生长繁殖和致病作用密切相关。例如,白喉棒状杆菌在含铁 0.14mg/L 的培养基中毒素产量最高,铁的浓度达到 0.6mg/L 时则完全不产毒。一些微量元素并非所有细菌都需要,不同菌只需其中的一种或者数种。

(5)生长因子:是细菌生长繁殖所必需但其自身又不能合成的一类营养物质,一般为维生素、必需氨基酸、嘌呤、嘧啶等,常由血液、血清和酵母浸出液等提供。有些细菌如流感嗜血杆菌需特殊的X、V 因子。X 因子是存在于血液中的细胞色素氧化酶、触酶和过氧化氢酶的辅基;V 因子即辅酶Ⅰ(NAD)或者辅酶Ⅱ(NADP),是一种脱氧酶的辅酶,存在于酵母和动物血液中。

2.合适的酸碱度

大多数病原菌的最适 pH 为 7.2～7.6,在此 pH 下,细菌的酶活性强.生长繁殖旺盛。个别细菌如霍乱弧菌在碱性(pH8.4～9.2)条件下生长最好,而结核分枝杆菌在弱酸性(pH6.5～6.8)条件下生长最好。

3.适宜的温度

大多数病原菌的最适生长温度为 $35\sim37℃$,故实验室中常用 $37℃$ 恒温箱培养细菌。但也有个别细菌例外,如鼠疫耶尔森菌在 $28\sim30℃$ 生长最好,有些弯曲菌最适生长温度为 $42℃$。

4.一定的气体环境

病原菌生长繁殖需要的气体主要是 O_2 和 CO_2。一般细菌在代谢过程中产生的 CO_2 可满足自身的需要,但有些细菌(如脑膜炎奈瑟菌、淋病奈瑟菌等)在初次培养时需提供 $5\%\sim10\%$ 的 CO_2。按细菌对氧的需求可将其分为以下四种类型。

(1)专性需氧菌:仅能在有氧环境下生长,如结核分枝杆菌、霍乱弧菌等。

(2)微需氧菌:此类细菌在低氧条件下($5\%\sim6\%$)生长最好,氧浓度超过 10% 对其有抑制作用,如空肠弯曲菌、幽门螺杆菌等。

(3)兼性厌氧菌:在有氧或无氧环境中都能生长,大多数病原菌属于此类。

(4)专性厌氧菌:仅能在无氧环境下生长,如破伤风梭菌、脆弱类杆菌等。

(二)细菌生长繁殖的规律

1.细菌个体生长繁殖的规律

细菌以二分裂方式进行无性繁殖。在适宜条件下,多数细菌繁殖速度很快,繁殖一代只需 $20\sim30min$。个别细菌分裂较慢,如结核分枝杆菌繁殖一代需 $18\sim20h$,故结核病患者标本培养需要较长时间。

2.细菌群体生长繁殖的规律

一般细菌约 $20min$ 分裂一次,若按此速度计算,一个细胞经过 $7h$ 可繁殖到约 200 万个,$10h$ 后可达 10 亿个以上。细菌群体若按此速度生长将庞大到难以想象的程度。实际上,由于细菌繁殖中营养物质的消耗,有害代谢产物的逐渐积聚,细菌不可能保持高速度的无限繁殖,而是呈现出一定的规律。

将一定数量细菌接种于适宜的液体培养基中,连续定时取样检查活菌数,以培养时间为横坐标,培养物中活菌数的对数为纵坐标,可绘出一条曲线,即细菌的生长曲线。

生长曲线能够反映细菌群体生长及规律,该曲线可人为地分成四个时期。

(1)迟缓期:培养初期的 $1\sim4h$。此期是细菌适应新环境的阶段,几乎不分裂,但菌体增大,代谢活跃,为细菌的分裂与繁殖合成并积累充足的酶、辅酶和中间代谢产物。

(2)对数期:细菌在该期生长繁殖迅速,细菌数以稳定的几何级数快速增长,可持续数小时至数天,一般在细菌培养后的 $8\sim18h$。此期细菌的大小、形态、染色性、生理活性等都较典型,对外界环境因素的作用敏感。研究细菌的生物学特性、进行药敏试验等最好选用此期的细菌。

(3)稳定期:培养基中营养物质的消耗、有害代谢产物的积累及 pH 的改变等,使细菌繁殖速度渐减而死亡数渐增。此时,细菌繁殖数与死亡数趋于平衡,生长曲线趋于平稳。一些细菌的芽孢、外毒素、抗生素等代谢产物大多在此期产生。

(4)衰亡期:细菌的繁殖速度持续减慢或停止,死菌数迅速超过活菌数。此期菌体变形、肿胀,出现多形态性,甚至菌体自溶,不易辨认,生理代谢活动也趋于停滞。因此,陈旧的细菌培养物难以鉴定。

细菌生长曲线对科研和医疗实践工作均具有指导意义:如要维持细菌旺盛的生长繁殖,可以采用连续培养法,需不断更新培养液,并随时调整 pH,对需氧菌还要不断补充氧气;如要观察细菌的形态、代谢、遗传性状和测定药物或环境因素对细菌的影响,宜采用对数生长末期的细菌。

生长曲线是在体外培养细菌时出现的,如果细菌在人和动物体内,因受免疫等诸多因素的影响,不会存在典型的生长曲线。

三、细菌的新陈代谢

细菌的新陈代谢是细菌生命活动的中心环节,包括分解代谢、合成代谢、能量代谢等,这些代谢都是在一系列酶的控制和催化下进行的。不同种类的细菌,体内酶系统有很大的差异;其代谢方式与过程、产能特点、代谢产物等均不同。

(一)细菌的能量代谢

细菌代谢所需能量主要是以生物氧化作用而获得的。物质在生物体内氧化分解、释放能量的过程称为生物氧化。生物氧化的方式包括加氧、脱氢和脱电子反应,细菌的生物氧化主要通过脱氢和脱电子反应进行。脱氢反应是以某一基质(营养物)作为供氢体,经脱氢酶的作用使供氢体上的氢脱下,经许多中间递氢体(如辅酶Ⅰ、辅酶Ⅱ、黄素蛋白等)传递与转运,最后将脱下的氢送交给受氢体而完成的。

不同类型的细菌在有氧或无氧条件下进行生物氧化,能利用不同类型的供氢体和受氢体。供氢体(底物)多为有机物,受氢体多为分子氧、无机物或有机物。以分子氧或无机化合物(如 NO_3^-、SO_4^-)为受氢体的生物氧化过程称为呼吸,以有机物(如糖类)为受氢体的生物氧化过程称为发酵。病原菌通过生物氧化获得的能量,通常以高能磷酸键形式(ATP)加以储存。

(1)需氧呼吸:以分子氧为受氧体(或电子受体)的生物氧化过程称为需氧呼吸。在此过程中,由于底物被彻底氧化,因而产生的能量较多。如 1 分子葡萄糖经三羧酸循环充分氧化后可产生 38 分子 ATP。

(2)发酵:某些细菌的酶系统不完善,不能将生物氧化过程进行到底,其最终受氢体(电子受体)是底物尚未彻底氧化的中间代谢产物(有机物)。发酵作用不能将底物彻底氧化,因此产生的能量较少,如 1 分子葡萄糖经发酵仅产生 2 分子 ATP。临床上大多数细菌都能通过糖酵解获得能量。

(二)细菌的分解代谢

分解代谢是将复杂的营养物质降解为简单的化合物的过程。不同种类的细菌具有不同的酶系统,因而对营养基质的分解能力和分解形成的代谢产物也各不相同。

(1)糖类的分解:糖是细菌能量的主要来源,也是细菌合成菌体成分的碳源。细菌分泌胞外酶将菌体外的多糖分解成单糖(葡萄糖)后再吸收。将多糖分解为单糖,进而转化为丙酮酸,这一过程各种细菌都是一样的。对丙酮酸的利用,需氧菌和厌氧菌则不相同。需氧菌将丙酮酸经三羧酸循环彻底分解为 CO_2 和 H_2O。厌氧菌则发酵丙酮酸,产生各种酸类(如甲酸、乙酸、丙酸、丁酸、乳酸、琥珀酸等)、醛类(如乙醛)、醇类(如乙醇、乙酸甲基甲醇、异丙醇、丁醇等)、酮类(如丙酮)等。不同细菌具有不同的酶,对糖类的分解能力和代谢产物也不相同,借此可以鉴别细菌。

(2)蛋白质的分解:蛋白质分子较大,通常先在细菌分泌的蛋白质酶的作用下,水解成二肽和氨基酸才可被细菌吸收。进入菌体内的氨基酸可在脱氨酶的作用下,发生脱氨基反应生成氨。不同细菌在不同的条件下所进行的脱氨基反应的方式(氧化脱氨基、还原脱氨基、水解脱氨基)及代谢产物不同,借此可鉴别细菌。如某些细菌能使色氨酸氧化脱氨基生成吲哚、CO_2 和 H_2O。细菌还可以用脱羧酶使氨基脱羧,生成胺类(如组胺)和 CO_2,组胺有扩张毛细血管、增加血管通透性的作用。

(3)细菌对其他物质的分解:细菌除能分解糖和蛋白质外,还可分解其他有机物和无机物,形成不同的代谢产物,故亦可用于鉴别细菌。如变形杆菌具有尿素酶,可以水解尿素产生氨,借此可与无尿素酶的伤寒沙门菌鉴别;产气肠杆菌可分解枸橼酸盐成碳酸盐,并分解培养基中的铵盐生成氨,借此可与不能分解枸橼酸盐的大肠埃希菌相鉴别。

(三)细菌的合成代谢

细菌利用分解代谢中的产物和能量不断合成菌体自身成分,如细胞壁、多糖、蛋白质、脂肪酸、核酸等,同时还合成一些医学上有重要意义的合成代谢产物。

1.与致病有关的代谢产物

(1)毒素:细菌产生的毒素有内毒素和外毒素两种,是细菌重要的致病物质。内毒素为革兰氏阴性菌的脂多糖,内毒素作用于机体可引起发热、休克等症状。外毒素是革兰氏阳性菌合成的可释放到细胞外的毒性蛋白质,毒性强,且可引起机体出现不同的症状。

(2)侵袭性酶:某些细菌产生的一类胞外酶,能损伤机体组织,促使细菌的侵袭和扩散。如链球菌的透明质酸酶、产气荚膜梭菌的卵磷脂酶等。

(3)热原质:许多革兰氏阴性菌(如伤寒沙门菌、脑膜炎奈瑟菌等)和少数革兰氏阳性菌(如枯草杆菌等),能合成一种注入机体可致发热反应的物质,称为热原质(pyrogen)。热原质耐热,不被高压蒸汽灭菌(121℃)所破坏,250℃高温干烤才能破坏。用蒸馏法、吸附剂法和特殊石棉滤板过滤法可去除液体中的大部分热原质,其中蒸馏法效果最好。注射剂或输液中如果含有热原质,可引起患者出现寒战、高烧等输液反应,因此,在制备和使用注射药品过程中应严格无菌操作,防止细菌及其热原质污染。

2.与治疗有关的代谢产物

(1)抗生素:某些微生物代谢过程中产生的一类能抑制或杀灭某些其他微生物或肿瘤细胞的物质。抗生素大多数由放线菌和真菌产生,如放线菌、真菌产生的链霉素、青霉素。细菌产生的抗生素很少,仅有多黏菌素和杆菌肽等。

(2)维生素:细菌能合成某些维生素,除供自身需要外,还能分泌至周围环境中。如人体肠道内的大肠埃希菌合成的 B 族维生素和维生素 K 可被人体吸收利用。

3.与鉴别细菌有关的代谢产物

(1)色素:某些细菌能产生不同颜色的色素,有助于鉴别细菌。细菌产生的色素有水溶性和脂溶性两类:水溶性色素如铜绿假单胞菌产生的蓝绿色色素,可扩散至培养基或周围组织;脂溶性色素如金黄色葡萄球菌产生的金黄色色素可使菌落和菌苔显色。

(2)细菌素:某些细菌可产生仅对近缘株有抗菌作用的蛋白质,称细菌素(bacteriocin)。如葡萄球菌素、绿脓菌素、弧菌素等。因其具有种和型的特异性,故可用于细菌的分裂和流行病学调查。

第三节 细菌的分布

一、细菌在自然界的分布

(一)土壤中的细菌

土壤中具备细菌生长繁殖必需的营养物质、水分、合适的 pH 及气体环境等条件,适宜细菌生长繁殖,因此,存在众多种类和数量的细菌。土壤中的细菌多数为非病原菌,它们在自然界的物质循环中起着重要的作用。也有来自人或动物的排泄物及尸体进入土壤的致病菌。多数病原菌在土壤中容易死亡,但有一些能形成芽孢的细菌,如破伤风梭菌等,它们在土壤中可以存活几年甚至几十年,并可通过感染伤口等途径引起疾病。

(二)水中的细菌

水中的细菌主要来自土壤、尘埃、垃圾及人和动物的排泄物等。由于水容易受到人和动物的粪便及其他排泄物的污染,所以水中可含有伤寒沙门菌、痢疾志贺菌、霍乱弧菌等病原菌。水源被污染可引起消化系统传染病的流行,因此,保护水源及加强水源和粪便的管理是预防和控制肠道传染病的重要环节。

由于直接从水中检出病原菌比较困难,所以常用大肠埃希菌作为水被粪便污染的主要指标,用测定大肠埃希菌群数来判定水源被污染的程度。目前我国规定饮用水的标准为 1mL 水中的细菌总数不超过 100CFU。水中不得检出大肠菌群。

(三)空气中的细菌

空气中缺乏营养物质,且受日光照射等自然因素的影响,细菌不易繁殖。但由于人群和各种动物呼吸道的细菌可随唾液、飞沫散布到空气中,土壤中的细菌也可随尘埃飞扬在空气中,因此,空气中仍可存在一定种类和数量的细菌,尤其在人口密集的公共场所或医院,空气中细菌种类和数量显著增多。空气中常见的病原菌有金黄色葡萄球菌、链球菌、结核分枝杆菌等,可引起伤口或呼吸道感染。此外,空气中的非病原菌,常可造成生物制品、药物制剂及培养基的污染,因此,医院的手术室、病房、制剂室、实验室等场所应经常进行空气消毒,以防止疾病的传播和手术后的感染。细菌接种与培养时,也应严格进行无菌操作,以避免培养物被空气中的微生物污染。

二、细菌在人体的分布

(一)人体正常菌群

1.正常菌群

正常菌群是指存在于正常人体的体表及其与外界相通的腔道,在正常情况下不引起人体发生疾病的微生物。

机体的多数组织器官是无菌的,如正常人体的血液、内脏、骨骼、肌肉等部位,因而在医疗实践中,当进行手术、注射、穿刺、导尿等操作时,应严格执行无菌操作,以防止细菌感染。

正常情况下,正常菌群与人体之间、正常菌群内各种微生物之间既相互依存,又相互制约,保持着一定的生态平衡,对保持人体微生态平衡和内环境的稳定起着重要作用,主要表现在以下几个方面：①营养作用：如肠道正常菌群中的大肠埃希菌能合成 B 族维生素和维生素 K 供宿主吸收利用。当长期使用抗生素时，可抑制某些肠道杆菌生长，出现维生素缺乏症。②免疫作用：正常菌群具有免疫原性和促分裂作用，可刺激机体免疫系统的发育和成熟，并能促进免疫细胞分裂以产生抗体，限制正常菌群本身对宿主的危害，以及抑制或杀灭具有交叉抗原的病原菌。③生物拮抗作用：正常菌群可与黏膜上皮细胞紧密结合，在定植处形成一层生物膜，通过空间和营养竞争以及产生抗生素、细菌素等代谢产物抵抗病原菌定植或者将其杀死。④抗衰老作用：正常菌群可产生超氧化物歧化酶，该酶能保护组织细胞免受活性氧的损伤，减缓机体衰老。⑤抗癌作用：正常菌群可将某些致癌物质转化成非致癌性，以及激活巨噬细胞的功能，从而抑制肿瘤生长。

2.条件致病菌

正常菌群具有相对稳定性，一般不致病，但当机体免疫力下降、正常菌群寄居部位改变或菌群失调时则可致病。这些在特定条件下可引起疾病的菌群称为条件致病菌或机会致病菌。

（二）微生态失调及菌群失调症

微生态失调是指正常菌群之间、正常菌群与其宿主之间的微生态平衡，在外环境影响下，由生理性组合转变为病理性组合的状态。在宿主表现为患病或病理变化，在正常菌群表现为种类、数量和定居部位改变的菌群失调。菌群失调的诱因主要有以下几种：①不适当的抗菌药物治疗。长期大量使用抗生素，不仅抑制了致病菌，也可作用于正常菌群，使条件致病菌或耐药菌增殖，如金黄色葡萄球菌、革兰阴性杆菌和假丝酵母菌等，其大量增殖可进一步促进菌群失调。②患者免疫功能低下。临床应用大剂量糖皮质激素和抗肿瘤药物，某些感染、大面积烧伤、过度疲劳等，都可导致机体免疫功能下降，使正常菌群在寄居部位引起感染，或穿透黏膜屏障侵入组织或血液。③医疗措施影响及外来菌的侵袭。如外伤、手术损伤、器械性检查使局部免疫受损，给外来菌的入侵创造了机会。

严重的菌群失调可引起机体产生一系列的临床症状，称为菌群失调症，临床上又称为二重感染。若发生二重感染，除停用原来的抗菌药物外，对检验培养中的优势菌类需进行药敏试验，以选用合适类型的药物。同时也可以通过有关的微生物制剂，协助调整菌群类型和数量，加快恢复正常菌群原来的生态平衡。

第四节　细菌的遗传与变异

细菌同其他生物一样，也具有遗传与变异的生命特征。遗传（heredity）是指细菌的子代与亲代之间在形态结构、生理功能等特征上的相似。遗传可使种属保持稳定存在。变异（variation）是指子代与亲代之间，子代个体之间存在着某种程度的差异。变异可使细菌不断形成变种和新种，有利于物种的发展和进化。如果变异是由于细菌遗传物质的结构发生改变所引起的，则称为基因型变异（genotypic variation），此种变异的性状能稳定地遗传给后代。如果基因结构未变，仅是由于外界因素的影响导致细菌性状变异，则称为表型变异（phenotypic variation），此变异不能遗传。对细菌遗传变异的研究，有助于在分子水平上阐明细菌耐药性、致病性的发生机制，也将推动感染性疾病基因诊断技术的建立和发展。

一、细菌的常见变异现象

(一)形态结构的变异

细菌的大小和形态在不同的生长时期可不同,生长过程中受外界环境条件的影响也可发生变异。如鼠疫耶尔森菌在陈旧的培养物或含 NaCl(30g/L)的培养基上,形态可从典型的两极浓染的椭圆形小杆菌变为多形态性,如球形、酵母样形、哑铃形等。又如,许多细菌在青霉素、免疫血清、补体和溶菌酶等因素影响下,细胞壁合成受阻,成为细胞壁缺陷型细菌(细菌发生 L 型变异),L 型细菌的革兰染色,多为阴性,呈球形、长丝状或多形态性,在含血清的高渗低琼脂培养基(含 20％血清、5％NaCl、0.8％琼脂)上能缓慢生长,形成中央厚而四周薄的荷包蛋样小菌落。

细菌的一些特殊结构,如荚膜、芽孢、鞭毛等也可发生变异。肺炎链球菌在机体内或在含有血清的培养基中初分离时可形成荚膜,致病性强;经传代培养后荚膜逐渐消失,致病性也随之减弱。将有芽孢的炭疽芽孢杆菌在 42℃培养 10～20 天后,可失去形成芽孢的能力,同时毒力也会相应减弱。将有鞭毛的普通变形杆菌点种在琼脂平板上,由于鞭毛的动力使细菌在平板上弥散生长,称迁徙现象,菌落形似薄膜(德语 hauch 意为薄膜),故称 H 菌落。若将此菌点种在含 1％石炭酸的培养基上,细菌失去鞭毛,只能在点种处形成不向外扩展的单个菌落,称为 O 菌落(德语 Ohne hauch 意为无薄膜)。通常将失去鞭毛的变异称为 H-O 变异,此变异是可逆的。

(二)菌落变异

细菌的菌落主要有光滑(smooth,S)型和粗糙(rough,R)型两种。S 型菌落表面光滑、湿润、边缘整齐。细菌经人工培养多次传代后,菌落表面变得粗糙、干燥、边缘不整,即从光滑型变为粗糙型,称为 S-R 变异。S-R 变异常见于肠道杆菌,该型变异是由于失去脂多糖的特异性寡糖而引起的。变异时,不仅菌落的特征发生改变,而且细菌的理化性状、抗原性、代谢酶活性及毒力等也发生改变。

多数细菌 S 型菌的致病性强。少数细菌 R 型菌的致病性强,如结核分枝杆菌、炭疽芽孢杆菌和鼠疫耶尔森菌等。这在从标本中分离致病菌时,对如何挑选菌落具有实际意义。革兰氏阴性菌如果失去细胞壁上的脂多糖,则细菌将失去特异性 O 抗原,出现抗原性的改变。如宋内志贺菌具有两个变异相:Ⅰ 相为 S 型菌落,多从急性痢疾患者中分离得到;Ⅱ 相为 R 型菌落,常从慢性病患者或带菌者体内分离得到。

(三)毒力变异

细菌的毒力变异包括毒力的增强和减弱。无毒力的白喉棒状杆菌常寄居在咽喉部,不致病;当它感染了 β-棒状杆菌噬菌体后变成溶原性细菌,则获得了产生白喉毒素的能力,引起白喉。有毒菌株长期在人工培养基上传代培养,可使细菌的毒力减弱或消失。如卡一介二氏曾将有毒的牛型结核分枝杆菌在含有胆汁的甘油、马铃薯培养基上连续传 230 代,获得了一株毒力减弱但仍保持免疫原性的变异株,即卡介苗(bacille calmette guerin,BCG)。

(四)耐药性变异

细菌对某种抗菌药物由敏感变成耐药的变异称为耐药性变异。从抗生素广泛应用以来,细菌对抗生素耐药的不断增长是世界范围内的普遍趋势。例如,金黄色葡萄球菌耐青霉素的菌株已从 1946 年的 14％上升至目前的 80％以上。耐甲氧西林金黄色葡萄球菌(MRSA)逐年上升,我国于

1980 年前仅为 5%,1985 年上升至 24%,1992 年以后达 70%。有些细菌还表现为同时耐受多种抗生素,即多重耐药性,甚至还有的细菌变异后产生对药物的依赖性,如痢疾志贺菌赖链霉素株离开链霉素就不能生长。

耐药性变异的机制主要是:①产生钝化酶。如耐药性金黄色葡萄球菌菌株产生 β-内酰胺酶,破坏 β-内氨酰环,使青霉素、头孢菌素及单环菌素类抗生素失活;氨基糖苷类钝化酶,包括磷酸转移酶、乙酸转移酶、核酸转移酶,分别使抗生素的羟基磷酸化、氨基己酸化、羟基核酸化,不能再与细菌的核糖体结合而发挥抗菌作用。②渗透障碍。由于细菌的质粒和染色体的基因异常表达,形成了细菌细胞壁屏障以及细胞膜通透性的改变,导致抗生素不能渗透进入细菌体内发挥其抗菌作用。③靶位的改变。抗生素在细菌中作用靶位的结构与组成改变,阻止抗生素的结合与作用,从而细菌表现为对抗生素的耐药性。④接合蛋白接合量变化。肺炎球菌 6 型和 57 型对青霉素 G 产生耐药性,主要是由于青霉素 G 对青霉素结合蛋白(PBP)结合量减少所致。⑤代谢拮抗物增加。细菌可以通过代谢拮抗剂产量的增加来获得耐药性。耐药金黄色葡萄球菌通过增加 20~100 倍的对氨基苯甲酸(PABA)产量,从而耐受磺胺类药物的作用。⑥主动外排机制。外排系统是细菌细胞膜上的一类蛋白质,在能量的支持下,可以将抗生素选择性或非选择性地排出细胞外。

二、细菌遗传变异的物质基础

细菌的变异现象可能属于基因型变异,也可能属于表型变异。判断究竟是何种型别的变异必须通过对遗传物质的分析以及传代后才能区别。细菌遗传变异的物质基础是细菌的 DNA,包括细菌染色体和染色体外的 DNA(质粒、噬菌体、转座子和整合子等)。

(一)细菌染色体

细菌染色体即核质 DNA,是一条环状闭合的双螺旋 DNA 长链按一定构型反复缠绕而成的超螺旋网状结构,它附着在横隔中介体或细胞膜上。细菌染色体携带绝大部分遗传信息,决定细菌的基因型。与真核细胞染色体不同,细菌染色体是裸露的核酸分子,缺乏组蛋白,除了 rRNA 基因是多拷贝外,绝大多数基因保持单拷贝形式,很少有重复序列。细菌只有连续的基因结构,一般无内含子,转录后形成的 RNA 分子不必加工剪切。

(二)质粒(plasmid)

1.质粒的基本特性

质粒是细菌染色体外的遗传物质,存在于细菌胞质中,为环状闭合的双股 DNA。质粒在很多方面与细菌染色体不同:①质粒 DNA 可不依赖染色体而自主复制,并随细菌的分裂传入子代细菌,质粒还能与染色体发生整合(整合在染色体上的质粒称附加体),这时质粒与染色体一起复制;②质粒的相对分子质量仅为细菌染色体 DNA 的 0.5%~3%,基因数目少,一般不会超过 30 个,其中一些基因能赋予宿主菌某些生物学性状;③质粒不是细菌生命活动不可缺少的遗传物质,在自然条件下可以自发消除,或用某些理化因素如紫外线、电离辐射、高温、吖啶等经人工处理而消除。

2.医学上重要的质粒

(1)致育性质粒:又称 F 质粒(Fertility plasmid),是所携带的基因编码细菌的性菌毛。带有 F 质粒的细菌称 F+菌,或雄性菌,有性菌毛;无 F 质粒的细菌称 F-菌,或雌性菌,无性菌毛。F 质粒具有插入序列,能整合进染色体成为附加体。

（2）耐药性质粒：又称 R 质粒（Resistance plasmid），是所携带的基因编码破坏或修饰抗生素的酶。R 质粒一般不整合进细菌染色体，有些 R 质粒只有单一耐药基因，有些带有多个耐药基因。耐药性质粒分为两类：可通过细菌之间接合方式进行基因传递的称为接合性耐药质粒；不能通过接合传递的，称为非接合性耐药质粒，但此类质粒可通过噬菌体转导在细菌之间进行传递。

（3）毒力质粒：又称 Vi 质粒（Virulence plasmid），是编码与细菌致病性有关的毒力因子，如肠产毒性大肠埃希菌携带的 LT 质粒、ST 质粒和 CAFⅠ/CAFⅡ质粒，分别编码产生不耐热肠毒素、耐热肠毒素和Ⅰ/Ⅱ型菌毛。有些质粒同时还含有耐药性和毒力编码基因，其宿主菌不仅具有耐药性，而且致病性也得到了强化。

（4）代谢质粒：编码与代谢有关的酶类，这些酶能降解多种底物。

（三）噬菌体（bacteriophage or phage）

噬菌体是能侵袭细菌、真菌、放线菌、螺旋体等微生物的病毒，只能在活的宿主菌细胞内复制增殖，噬菌体的 DNA 能赋予宿主菌某些生物学性状，也能介导宿主菌之间以及宿主菌与噬菌体之间的基因转移。噬菌体寄生有严格的宿主特异性，其特异性取决于噬菌体吸附器官和宿主菌表面受体的分子结构的互补性。

1.噬菌体的生物学性状

噬菌体广泛分布于自然界，凡是有细菌的场所，就可能有相应噬菌体存在。噬菌体对理化因素的抵抗力比一般细菌繁殖体强。一般在 70℃灭菌 30min 仍不失去活性，在低温条件下能长期存活。噬菌体具有抗原性，能使人或动物产生相应抗体。

噬菌体具有病毒的特性，个体微小，需用电子显微镜观察，无细胞结构。噬菌体的基本形态有蝌蚪形、微球形、纤维形三种。噬菌体以蝌蚪形居多。蝌蚪形噬菌体由头部和尾部两部分组成。头部为双辐射状的六棱柱体，外为蛋白质组成的衣壳，内含噬菌体的遗传物质核酸。噬菌体的核酸仅有一种类型，即 DNA 或 RNA，单链或双链，环状或线状。尾部由蛋白质组成，呈管状，有一个中空的尾髓，外包尾鞘，尾部的末端有尾板、尾刺和尾丝。尾板中含有溶菌酶，能裂解宿主菌细胞壁；尾丝为吸附器官，能识别宿主菌表面的特殊受体。在头尾连接处有尾领结构。

2.噬菌体的分类

根据噬菌体与细菌的关系，可将噬菌体分为毒性噬菌体和温和噬菌体两种类型。

1）毒性噬菌体

能在敏感细菌内复制增殖，产生大量子代噬菌体，最终导致宿主菌裂解的噬菌体称毒性噬菌体（virulent phage）。从噬菌体吸附到细菌表面，到细菌裂解释放子代噬菌体的时间，称溶菌性周期，溶菌性周期包括吸附穿入、生物合成和成熟释放几个阶段。噬菌体感染细菌时，通过尾丝吸附在敏感细菌表面的相应受体上，然后分泌酶类物质将细菌细胞壁溶解成小孔，尾鞘收缩，尾髓经细胞壁小孔伸入菌体内，再将头部的核酸注入细菌细胞内，蛋白质外壳留在菌体外。进入细菌细胞后的噬菌体核酸首先经早期转录和翻译产生早期蛋白（核酸复制所必需的酶），并复制子代核酸，再进行晚期转录和翻译产生晚期结构蛋白（头部衣壳和尾部）。核酸与蛋白质分别合成后，按一定程序装配、成熟为完整的子代噬菌体。当子代噬菌体达到一定数目时，细菌细胞裂解，释放出噬菌体，再感染其他敏感细菌。

毒性噬菌体裂解细菌后，在平板上可出现无菌生长的噬菌斑，在液体培养基中可使混浊的菌液变澄清。由于噬菌体对细菌的寄生有高度的特异性,故可利用噬菌体对细菌进行鉴定和分型。

2)温和噬菌体(temperate phage)

温和噬菌体感染敏感细菌后不增殖,噬菌体的核酸整合于细菌染色体中,并随细菌染色体的复制而复制,随细菌分裂而分配到子代细菌的染色体中,这种噬菌体称为温和噬菌体或溶原性噬菌体(lysogenic phage)。整合在细菌染色体上的噬菌体基因组称为前噬菌体(prophage)。带有前噬菌体基因组的细菌称为溶原性细菌(lysogenic bact eria)。整合的前噬菌体可偶尔自发地或在某些理化或生物因素的诱导下,脱离宿主菌染色体,进入溶菌周期导致细菌裂解,并产生新的成熟噬菌体。以上说明,温和噬菌体有溶原性周期和溶菌性周期(毒性噬菌体只有溶菌性周期)。

有些温和噬菌体可使宿主菌的表型发生改变,如溶原性白喉棒状杆菌产生白喉毒素、肉毒梭菌产生肉毒毒素、溶血性链球菌产生致热性外毒素等,都与细菌感染了温和噬菌体而获得毒素基因有关。

(四)转座子(transposon,Tn)与整合子(integron,In)

转座子是一类在细菌染色体、质粒或噬菌体之间自行移动的遗传成分,是细菌基因组中一段特异性的具有转位特性的独立的 DNA 序列。根据转座子的基因大小和所携带基因的性质,将转座子分为插入序列(insertion sequence,IS)和复合转座子两类。前者为最简单的转座子,仅携带自身转座所需酶的基因,即不携带任何与插入功能无关的基因。后者除携带与转位有关的基因外,还携带耐药基因、重金属抗性基因、毒力基因及其他结构基因。转座子能在插入基因中导致基因突变,携带耐药基因的转座子能在细菌之间转移,是自然界细菌耐药性产生的重要原因之一。

整合子是细菌基因组中大小为 800~3900bp 可移动的 DNA 片段,常以环形结构的形式独立存在。整合子含有位点特异性基因重组系统,能识别、捕获外源基因,尤其是抗生素耐药基因,并通过整合子的位点特异性基因重组机制,将多种耐药基因组装在一起,并使之表达。整合子本身不能移动,但可整合到染色体或质粒上,或自身作为转座子的组成部分使耐药基因在细菌种内或种间传播。

三、细菌基因型变异的机制

细菌变异主要是基因型变异,是指细菌基因结构发生了变化,包括基因突变、基因转移与重组。

(一)基因突变

基因突变(gene mutation)是指基因的结构,即 DNA 核苷酸序列自然发生的,或在诱变剂作用下发生的能稳定遗传的改变。根据改变片段的大小的不同,基因突变可分为小突变与大突变,小突变又称点突变,是由个别碱基对的置换、插入或缺失引起的,影响到一个或几个基因的改变,通常可引起一定的表型变化。大突变又称为染色体畸变,它广泛地影响染色体重排、倒位、重复或缺失。实际上,畸变和点突变的界限并不明确,特别是微细的畸变更是如此。

基因或生物体在自然界中常见的或非突变型的形式称野生型。野生型基因通过突变成为突变型基因。突变型一词既指突变基因,也指具有这一突变基因的个体。基因突变可以是自发的也可以是诱发的。自发产生的基因突变型和诱发产生的基因突变型之间没有本质上的不同,基因突变诱变剂的作用也只是提高了基因的突变率。

突变型可按照表型效应分类。形态突变型是指肉眼能观察到的细胞或菌落形态改变的突变型。抗性突变型是指能耐受某些抑制物或毒物(如抗生素或重金属)的突变型。条件致死性突变型是指细菌在某一条件下不能生长，具有致死效应，但在另一条件下仍可生长的突变型。营养缺陷型是指野生型菌株经过人工诱变或者自发突变失去合成某种营养素（如氨基酸、维生素等）的能力，只有在基本培养基中补充所缺乏的营养因子才能生长的突变型。

(二)基因转移与重组

供体菌染色体 DNA 片段，质粒 DNA 及噬菌体基因等外源性遗传物质转入受体菌的过程称为基因转移；外源性基因与受体菌 DNA 分子间发生的共价连接称为基因重组。基因转移与重组有转化、接合、转导、溶原性转换和原生质体融合等方式。

(1)转化(transformation)：受体菌直接从周围环境中摄取供体菌裂解游离的 DNA 片段，与自身基因重组后获得新的遗传性状的过程称为转化。如菌落粗糙、无荚膜、Ⅱ型肺炎链球菌(ⅡR)活菌摄取了菌落光滑、有荚膜、Ⅲ型肺炎链球菌(ⅢS)死菌的 DNA 片段，经基因重组获得了形成荚膜的能力，转变成光滑型的肺炎链球菌，实现了由Ⅱ型向Ⅲ型的转化。

(2)接合(conjugation)：遗传物质(如质粒)通过性菌毛由供体菌转移给受体菌，使受体菌遗传性状发生改变的过程称为接合。例如，接合型 R 质粒由耐药传递因子(resistance transfer factor, RTF)和耐药决定因子(resistance determinant)两部分组成，耐药传递因子的功能与 F 质粒相似，编码宿主菌的性菌毛，耐药决定因子可有多个转座子。携带有接合型 R 质粒的菌株为耐药菌株，甚至是多重耐药菌株，能将 R 质粒通过接合转移到敏感菌上，导致细菌耐药性像野火一样在整个细菌世界蔓延。

(3)转导(transduction)：以温和噬菌体为载体，将供体菌的一段 DNA 转移到受体菌内，使受体菌获得新的性状的过程称为转导。例如，无性菌毛的金黄色葡萄球菌可通过此种方式获得非接合性耐药质粒。

(4)溶原性转换(lysogenic conversion)：某些温和噬菌体感染细菌后，整合于染色体的前噬菌体改变了宿主菌的 DNA 结构，使溶原性细菌获得某些生物学性状，称为溶原性转换。例如，当无毒白喉杆菌感染 G 棒状杆菌噬菌体时，可通过此种方式获得产生白喉毒素的能力。

(5)原生质体融合(protoplast fusion)：失去细胞壁的原生质体可彼此融合，其染色体之间可发生基因的交换和重组，获得多种不同表型的重组融合体。

四、细菌变异的实际应用

(一)在诊断、治疗和预防方面的应用

细菌的变异可发生在形态结构、生化反应、抗原性和毒力等方面，造成性状不典型，常给细菌鉴定工作带来困难。细菌检验人员要充分了解细菌的变异现象和规律，以免造成误诊和漏诊。细菌的耐药性变异是临床细菌性感染面临的重要问题之一。为了提高抗菌药物的疗效，防止耐药菌株产生和扩散，要对临床分离的菌株做药物敏感试验，以选择有效抗生素，同时要足量、合理、协同使用抗菌药物。在传染病的预防方面，以毒力减弱而保留免疫原性的菌株制成的减毒活疫苗，已成功地应用于某些传染病的预防。如卡介苗(BCG)用于结核病的预防已经延续了半个多世纪。此外，布鲁菌和鼠疫耶尔森菌的减毒活疫苗均有效地用于布鲁菌感染和鼠疫的预防。

(二)在基因工程方面的应用

基因工程是 20 世纪 70 年代以来在分子遗传学基础上发展起来的一门生物技术。它包括从复

杂的生物体基因组中分离出带有目的基因的 DNA 片段,将其连接到能够自我复制的质粒、噬菌体或其他载体分子上,形成重组 DNA 分子,然后将重组 DNA 分子转移到受体菌(或其他宿主细胞)并进行筛选使之实现功能表达,产生人类所需要的物质。这种技术意义相当重大,它解决了一些天然合成或分离纯化十分困难且成本昂贵药物的生产难题,如重组胰岛素、干扰素、生长激素等的生产就是运用了基因工程技术。此外,人们还运用基因工程技术生产了有效的新型疫苗,如乙型肝炎病毒表面抗原疫苗等。

第五节　细菌的感染与免疫

细菌等微生物在宿主体内与宿主防御机制相互作用并引起不同程度的病理过程称为感染。引起感染的细菌可来自宿主体外,也可来自宿主体内。来自宿主体外微生物的感染则为传染。细菌、病毒等微生物中有的只对人有致病性,有的只对动植物有致病性,还有的对人和动植物都有致病性,这反映出微生物与宿主之间复杂的相互关系。宿主机体的免疫防御机制是在同微生物斗争中逐渐形成的,感染的发生、发展与结局主要取决于宿主的免疫防御功能。探索细菌的致病性、感染与宿主抗感染免疫的机制,有助于诊断与防治人类感染性疾病。

一、细菌的致病性

细菌对宿主引起疾病的性能称为致病性或病原性。具有致病性的细菌称为致病菌或病原菌。不同种的致病菌可引起宿主不同的疾病,如志贺菌属引起细菌性痢疾,结核分枝杆菌引起结核病。因此,致病性是细菌品种的特性之一,是质的概念,其致病性的强弱程度是量的概念,可用毒力(virulence)进行表示。各种细菌的毒力不同,并可因宿主种类和环境条件不同而发生变化,同一种细菌也有强毒、弱毒和无毒之分。细菌的毒力常用半数致死量(LD_{50})或半数感染量(ID_{50})表示,其含义是在一定时间内,通过一定的途径,使一定体重的某种实验动物半数死亡或被感染的最少量细菌或细菌毒素。

细菌的毒力主要表现为两个方面:一是细菌是否具有突破宿主机体的免疫防御机制,并在宿主体内定居、生长繁殖和扩散的能力(称为侵袭力,与侵袭力有关的物质包括细菌细胞表层结构物质、侵袭性酶类等);二是细菌是否具有损伤宿主机体的组织细胞或器官,引起病理生理变化的毒素。这两类与细菌毒力有关的物质统称为细菌毒力因子。细菌的致病性与其毒力因子、侵入数量和部位密切相关。

(一)细菌的毒力因子

1.菌体表层黏附性结构及物质

黏附是微生物与宿主发生关系的初始阶段,带有普遍性的生物学现象,是与宿主接触和感染的第一步,与致病性密切相关。具有黏附作用的细菌特殊结构及有关的物质又称为黏附因子或黏附素。细菌的黏附素可分为两种,即菌毛和非菌毛黏附物质。

(1)菌毛:菌毛主要存在于革兰氏阴性菌。通过菌毛与宿主细胞表面受体相互作用使细菌吸附而立足,获得定居的机会,因此,菌毛又称为定居因子。例如,志贺菌属、霍乱弧菌、脑膜炎奈瑟菌、淋病奈瑟菌等均有菌毛。所有菌毛都由蛋白质亚单位组成,编码产生菌毛蛋白的基因存在于细菌染色体或质粒中。菌毛的黏附作用具有组织选择性。这种选择性取决于宿主易感细胞表面的相应受体。革兰氏阴性菌菌毛受体一般是糖类成分,如沙门菌、志贺菌、克雷伯菌等的菌毛受体为 D-甘露糖,霍乱弧菌的菌毛受体为岩藻糖和甘露糖。

(2)非菌毛黏附物质:主要见于革兰氏阳性菌,如 A 群链球菌膜磷壁酸、糖萼或多糖包被,以及近年来发现的多种表面成分,如存在于葡萄球菌、链球菌、白假丝酵母菌等多种病原体表层的血纤维蛋白原结合蛋白、胶原黏附素等。革兰氏阴性菌除菌毛外,某些外膜蛋白亦具有黏附作用。这些黏附物质,除膜磷壁酸外,主要与血液成分及细胞基质相互作用,使细菌在扩散入血液及其他部位时进一步定植。

2.侵袭性结构与酶类

侵袭性结构包括荚膜、微荚膜。细菌荚膜主要为多糖成分。不同细菌的微荚膜成分不同,如链球菌的 M 蛋白、伤寒沙门氏菌的 Vi 抗原、大肠埃希菌的 K 抗原,有的是蛋白质,也有的是多糖。细菌的荚膜以及微荚膜具有抵抗吞噬及体液中杀菌物质的作用,使细菌能抵抗并突破宿主防御机能,并迅速繁殖而引起病变。

有些致病菌可释放侵袭性的胞外酶,在细菌感染中起重要作用。例如:致病性葡萄球菌产生血浆凝固酶,能使血浆中液态的纤维蛋白原变成固态的纤维蛋白包绕在菌体表面,从而具有抵抗吞噬细胞的吞噬等作用;A 群链球菌产生透明质酸酶,能溶解机体结缔组织中的透明质酸,使结缔组织疏松、通透性增加,造成致病菌在组织中扩散,A 群链球菌还能产生链激酶,激活溶纤维蛋白酶原成为溶纤维蛋白酶,而使纤维蛋白凝块溶解。

3.毒素

细菌毒素是细菌在黏附、定居及生长繁殖过程中合成并释放的多种对宿主细胞结构和功能有损害作用的毒性物质。按其来源、性质和作用等方面的不同,分为外毒素(exotoxin)和内毒素(endotoxin)两类。

(1)外毒素:外毒素是指由革兰氏阳性菌和部分革兰氏阴性菌产生并释放到菌体外的毒性物质。外毒素具有以下共同特征:

1)化学成分为蛋白质:多由 A、B 两种亚单位组成,A 亚单位是外毒素的活性部分,决定毒性效应。B 亚单位是结合单位,无毒性但免疫原性强,能与宿主靶细胞表面的特异性受体结合,介导 A 亚单位进入细胞。提纯的 B 亚单位可作为疫苗,预防外毒素所致的疾病。

2)毒性强,具有选择性:如 1mg 肉毒毒素可杀死 2 亿只小白鼠,其毒性比氰化钾强 1 万倍,是目前已知的最剧毒的物质。外毒素对靶细胞特定的受体有亲和作用,因此,仅对特定组织细胞或器官造成损害,引起特殊的临床表现,如:肉毒毒素可阻断胆碱能神经末梢释放乙酰胆碱,使眼和眼肌麻痹,引起眼睑下垂、复视和吞咽困难等;白喉毒素有和周围神经末梢及特殊组织(如心肌)的亲和力,通过抑制蛋白质合成可引起心肌炎、肾上腺出血和外周神经麻痹等。

3)对理化因素的稳定性差:多不耐热,60~80℃灭菌 30min 可被破坏;对化学因素不稳定,遇酸发生变性,可被蛋白酶分解。

4)抗原性强:保护性抗原在 B 亚单位。外毒素在甲醛作用下,可以失去毒性(改变 A 亚单位活性)而保留其抗原性(B 亚单位不变)。用此法制成的无毒的生物制品,称为类毒素,可用于人工自动免疫预防相应疾病。外毒素和类毒素都能刺激机体产生特异性的抗毒素。抗毒素用于治疗和紧急预防。

5)种类多,在功能或作用机制上复杂多样:根据外毒素对宿主靶细胞的亲和性和作用机制不同可分为神经毒素、细胞毒素和肠毒素三大类。

(2)内毒素:内毒素是革兰阴性细菌细胞壁的组成成分,是当菌体自溶或用人工方法使细菌裂解后才释放出的毒性物质。螺旋体、衣原体、支原体、立克次体亦有类似成分。内毒素是革兰氏阴性菌及上述其他微生物的重要毒力因子。

内毒素的主要特性如下。

1)产生于革兰氏阴性菌,革兰氏阳性菌不存在,但个别致病菌既不产生外毒素又无内毒素,如结核分枝杆菌。

2)化学性质是脂多糖,由脂质 A、核心多糖和菌体特异性多糖(O 特异性多糖)组成,其中脂质 A 是内毒素的主要毒性成分。

3)内毒素对理化因素稳定。耐热,必须加热至 60℃灭菌 2～4h 或用强碱或强氧化剂煮沸 30min 才能灭活。

4)内毒素抗原性弱,虽能刺激机体产生抗体,但无保护作用,内毒素不能用甲醛脱毒制成类毒素。

5)毒性作用相对较弱,致病需要的量相对较大,且无选择性。各种革兰氏阴性菌产生的内毒素作用大致相似,其致病机制复杂,其中与细胞因子及补体等体液成分的协同作用密切相关。

各种细菌的内毒素引起的病理变化和临床症状大致相同。主要表现如下。

1)发热反应:微量内毒素就可引起健康人体温上升。其机制是内毒素作为外源性致热原激活巨噬细胞,使之释放内源性致热原 IL－1、TNF-α 等,IL-1、TNF-α 作用于下丘脑体温调节中枢,引起发热。

2)白细胞反应:当内毒素急剧进入血液循环,白细胞大量移行并黏附于组织毛细血管床时,数小时后,骨髓大量释放中性粒细胞进入血液,使其数量显著增加。只有伤寒沙门菌的内毒素例外,血液白细胞数始终减少,机制不明。

3)内毒素血症和内毒素休克:当血液中革兰氏阴性菌大量繁殖或病灶内细菌释放大量内毒素进入血液或输入含有大量内毒素污染的液体时,宿主机体发生内毒素血症,并可引起休克等严重病理变化。它以全身小血管舒缩功能紊乱而出现微循环障碍和低血压为特征,表现为血液淤滞于微循环,有效循环血量减少,血压下降,组织器官毛细血管灌注不足、缺氧、酸中毒、休克。

4)弥漫性血管内凝血(disseminated intravascular coagulation,DIC):在感染性休克基础上进一步发展出现的严重并发症。其发生机制主要是:内毒素导致微循环障碍时,血压下降,血流缓慢,血细胞阻塞小血管;组织血流灌注不足,缺氧,引起酸血症;内毒素能激活凝血因子Ⅻ,小血管和毛细血管内形成大量微血栓;由于血小板和纤维蛋白原大量消耗,以及内毒素激活纤维蛋白溶酶原使其变为纤维蛋白溶酶,纤维蛋白溶酶分解纤维蛋白,进而产生出血倾向。

(二)细菌侵入的数量

致病菌引起感染,除毒力外,还必须有足够的数量和适当的侵入部位。一般细菌毒力愈强,引起感染所需的菌量愈小,反之则需菌量大,如毒力极强的鼠疫耶尔森菌有数个细菌侵入就可能引起发病;而毒力相对较弱的沙门菌经口服需要上亿个细菌才能引起急性胃肠炎。

(三)细菌侵入的部位

各种致病菌通过特定的侵入部位才能到达特定器官组织和细胞引起感染。一种致病菌一般只有一种侵入部位,如破伤风梭菌及其芽孢,必须侵入缺氧的深部创口才能引起破伤风。志贺菌属必须经口侵入肠道才能繁殖引起细菌性痢疾。也有一些致病菌有多种侵入部位,如结核分枝杆菌可经呼吸道、消化道、皮肤创伤等多个部位侵入机体引起感染。

二、细菌感染

(一)感染的来源

1.外源性感染

由来自宿主体外的致病菌引起的感染称外源性感染(exogenous infection),主要见于致病菌引起的传染病。其传染源主要有以下三种。

(1)患者:传染病的主要传染源。患者感染后从潜伏期一直到病后恢复期均可通过接触或污染的环境传给周围的正常人,使致病菌以多种方式在人与人之间传播。及早对患者作出诊断并采取防治措施对控制外源性感染有重要意义。

(2)带菌者:携带有致病菌但未出现临床症状的人。由于带菌者机体的免疫力与致病菌的致病性处于平衡状态,所以不表现症状,但在一定的时间内可持续排菌。带菌者不易被发现,其危害性高于患者。因此,及时检出带菌者并进行隔离治疗,对控制传染病的流行有重要意义,如流行性脑脊髓膜炎、伤寒、细菌性痢疾等。

(3)病畜及带菌动物:某些细菌可能引起人畜共患病,致病菌可在人和动物之间传播,如炭疽芽孢杆菌、布鲁菌属、鼠疫耶尔森菌及引起食物中毒的沙门菌等。在外源性感染中,致病菌可通过不同途径感染。

2.内源性感染

内源性感染主要指来自体内正常菌群及少数曾感染过而潜伏下来的细菌又重新感染。内源性感染已逐步成为现今临床细菌感染中的多发病、常见病,是细菌感染的新动向,其感染具有条件依赖性。当大量使用抗生素导致菌群失调以及各种原因导致机体免疫防御功能下降时,常引起感染;婴幼儿、老年人、晚期癌症患者、艾滋病患者、器官移植而使用免疫抑制剂者均易发生内源性感染。内源性感染也是医院内感染常见现象之一。

(二)感染的类型

在宿主免疫力相对恒定的情况下,感染的发生取决于细菌的毒力、侵入数量和部位等。根据病原菌致病因素与宿主免疫防御因素双方力量的对比,临床上有不同类型的感染。

1.不感染

当机体具有很强的免疫力,或入侵的致病菌毒力弱或数量不足,或侵入部位不适宜时,致病菌迅速被机体免疫系统消灭,不发生感染。

2.隐性感染

当机体抗感染的免疫力较强,侵入的致病菌数量少,毒力较弱,感染后致病菌对机体的损害轻微时,机体可不出现或仅出现不易觉察的临床症状,称为隐性感染或亚临床感染。一般在一次传染病流行时,感染的人群中 90% 以上为隐性感染。隐性感染后,机体一般可产生足够的特异性免疫力,可防御同种致病菌的再次感染。

3.潜伏感染

有的细菌在感染恢复后,可潜伏在病灶内或某些特殊组织中,一般不出现在血液、分泌物或排泄物中。当机体免疫力下降时,潜伏的致病菌大量繁殖而引发疾病。如结核分枝杆菌、梅毒螺旋体均可引起潜伏感染。

4.显性感染

当致病菌毒力强、数量多且机体抗感染的免疫力相对较弱,特别是感染新的致病菌为强毒菌株而机体缺乏特异性免疫力时,致病菌可侵入机体并生长繁殖,引起机体组织细胞受到不同程度的损伤,使生理功能发生障碍,出现一系列临床症状和体征,这样的感染称为显性感染。显性感染如果是由体外具有传染性的致病菌引起的,则称为传染病。

由于不同人的免疫力及致病菌毒力和菌种、菌型等的差异,显性感染又有轻重缓急之分。据此,临床上又分为急性感染和慢性感染。急性感染表现为发病急、症状明显、病程短,一般为数日至数周。常见的急性感染性疾病包括流行性脑脊髓膜炎、霍乱、急性尿路感染、急性腹泻等。急性感染一般由胞外菌引起,如脑膜炎奈瑟菌、霍乱弧菌、产毒性大肠埃希菌、志贺菌属等。急性感染病愈后,致病菌从体内消失,但内源性急性感染病愈后体内的细菌则不一定消失。慢性感染病情缓慢,病程长,常持续数月至数年。胞内寄生菌引起的感染往往是慢性感染,如结核病、麻风病、布鲁病等。

临床上按感染部位及性质不同,又有局部感染和全身感染之分。局部感染是指致病菌侵入机体后,仅局限于机体某一部位,引起局部病变,如化脓性球菌引起的疖、痈等。全身感染多见于胞外菌急性感染。感染发生后,致病菌及其毒性代谢产物向全身扩散,引起全身症状。临床上常见的全身感染有以下几种情况:①毒血症(toxemia):产外毒素的致病菌在局部组织中生长繁殖,只有外毒素进入血液,并损害特定的靶器官、组织,出现特殊的毒性症状。如白喉、破伤风等。②菌血症(bacteremia):致病菌由局部一时性或间断性侵入血液,但未在血液中繁殖或仅极少量繁殖,引起的症状轻微。此种情况见于某些细菌在体内的播散过程,细菌只是短暂出现于血液中,如脑膜炎奈瑟菌、伤寒早期菌血症。③败血症(septicemia):致病菌侵入血液并在其中大量繁殖,产生的毒性代谢产物如外毒素或内毒素等毒力因子,引起全身性严重中毒症状。革兰氏阳性菌和革兰氏阴性菌均可致败血症,主要症状有高热、皮肤黏膜瘀斑、肝脾肿大等。④脓毒血症(pyemia):化脓性细菌由病灶侵入血液后,在其中大量繁殖,并随血液向全身扩散,在组织和器官中引起新的化脓性病灶。如金黄色葡萄球菌所致的脓毒血症,常引起多发性肝脓肿、肺脓肿、肾脓肿、皮下脓肿等。⑤内毒素血症(endotoxemia):主要由病灶中大量革兰氏阴性菌死亡,释放内毒素进入血液所致,机体感染后轻则发热,重则休克、脑水肿甚至死亡。如小儿急性中毒性菌痢。

5.带菌状态

在显性感染痊愈或隐性感染后,病原菌在体内继续留存一定时间,并不断排出体外,形成带菌状态。处于带菌状态的人称为带菌者(carrier)。带菌者有两种:①健康带菌者,即机体带有致病菌的健康人。②恢复期带菌者,即患传染病后,在短期内机体仍保留有致病菌者。伤寒、白喉等病后常出现带菌状态。

三、抗细菌免疫

对于不同类型的细菌感染,宿主抗细菌免疫以不同方式发挥作用。

(一)抗胞外菌感染的免疫

人类多数致病菌为胞外菌,如致病性葡萄球菌、溶血性链球菌、脑膜炎奈瑟菌、淋病奈瑟菌、梭状芽孢杆菌属及多种革兰阴性杆菌等。致病菌位于宿主细胞外的血液、淋巴液、组织液等体液中或黏膜表面,并在其中生长繁殖、产生毒力因子而致病。体液中特异性抗体及固有免疫系统中的中性粒细胞和补体,是防御胞外菌感染的主要力量。

(1)抑制细菌的吸附:分布在黏膜表面的分泌型免疫球蛋白 A(SIgA)能阻止致病性大肠埃希菌、霍乱弧菌、链球菌、淋病奈瑟菌等对黏膜表面的吸附。SIgA 能阻碍细菌具有吸附作用的表面部位与宿主细胞相应受体间的相互作用。缺乏 SIgA 者易反复发生鼻旁窦炎、支气管炎、肺炎和胃肠道感染。但淋病奈瑟菌和脑膜炎奈瑟菌能产生 SIgA 蛋白酶,使 SIgA 分解或失活,所以有些人生殖道分泌物中虽然 SIgA 含量很高,却不能阻止淋病奈瑟菌感染。

(2)调理吞噬作用:抗体和补体具有免疫调理作用,能显著增强吞噬细胞的吞噬效应,对化脓性细菌的清除尤为重要。例如,中性粒细胞和单核细胞表面具有 IgG1 和 IgG3 的 Fc 受体,Ig 以其 Fab 段与细菌表面抗原结合,其 Fc 段可与吞噬细胞 Fc 受体结合,两细胞间形成桥梁,促进吞噬细胞对细菌的吞噬;中性粒细胞和单核细胞表面还有 C3h 受体,细菌与相应 IgG、IgM 形成复合物,在补体存在下,吞噬细胞表面的 C3b 受体可与 C3b 结合而起调理作用,这在抗细菌感染的早期尤为重要,此时产生的抗体主要是 IgM,其调理作用强于 IgG。

(3)溶菌作用:细菌与特异性抗体(IgG 或 IgM)结合后,能激活补体的经典途径,最终导致细菌裂解死亡。

(4)中和毒素作用:由细菌外毒素或由类毒素刺激机体产生的抗毒素,主要为 IgG 类,可与相应毒素结合,中和其毒性,能阻止外毒素与易感细胞上的特异性受体结合,使外毒素不表现毒性作用。

(二)抗胞内菌感染的免疫

病原菌侵入机体后主要停留在宿主细胞内者,称为胞内菌感染。例如,结核分枝杆菌、麻风分枝杆菌、布鲁菌属、沙门菌属、李斯特菌属、嗜肺军团菌等,这些细菌可抵抗吞噬细胞的杀菌作用,宿主对胞内菌主要靠细胞免疫发挥防御功能。参与细胞免疫的 T 细胞主要是 TH_1(CD4$^+$)细胞和 CTL(CD8+)细胞。TH_1细胞能通过释放多种细胞因子,加强和扩大非特异性免疫和特异性免疫作用,其中 IFN-γ、TNF、巨噬细胞趋化因子等可使巨噬细胞趋化、聚集、激活并在炎症区发挥强大的吞噬杀伤能力。CTL 细胞能直接杀伤被病原体感染的靶细胞。此外,在黏膜、皮下组织和小肠绒毛上皮等处有数量众多的 γσT 细胞。现已经证明 γσT 细胞的活化早于 αβT 细胞,在抗结核分枝杆菌、李斯特菌、利什曼原虫、疟原虫、血吸虫、流感病毒、HIV 和疱疹病毒等胞内微生物感染中发挥主要的黏膜免疫作用。

第二章　细菌检验的基本技术

第一节　细菌形态学检验技术

细菌形态学检查不仅是细菌分类与鉴定的基础,还可为生化反应、血清学鉴定等提供参考依据,通过细菌形态学检查可以迅速了解标本中有无细菌及大致的菌量,并根据细菌的形态、结构和染色特性等特性初步确定其种属。细菌形态学检查是细菌检验中极为重要的基本方法之一,包括不染色标本检查法和染色标本检查法。

一、细菌不染色标本检查法

细菌标本不经染色直接于显微镜下观察活菌,因难以清楚地看到细菌的形态和结构特征,故该法主要用于检查细菌的动力。有动力的细菌在镜下呈活泼有方向的运动,可看到细菌自一处移至另一处,有明显的方向性位移;无动力的细菌受水分子撞击呈不规则的布朗运动,只在原地颤动而无位置的改变。常用的检查方法有压滴法、悬滴法和毛细管法。

(一)压滴法

用接种环取细菌液体培养物 2～3 环置于洁净载玻片的中央,用小镊子夹一盖玻片使其一边接触菌液边缘,然后缓缓放下覆盖于菌液上。注意尽量避免产生气泡,并不要让菌液外溢,静止数秒后先用低倍镜找到观察部位,再换高倍镜或油镜暗视野观察细菌的运动。

(二)悬滴法

取洁净凹玻片及盖玻片各一张,在凹玻片的凹孔四周平面上涂少许凡士林;用接种环取菌液2～3环于盖玻片中央;将凹玻片的凹孔对准盖玻片中央的液滴并盖于其上,然后迅速翻转,再用小镊子轻压盖玻片,使盖玻片与凹孔边缘黏紧封闭,置低倍镜下找到悬滴的边缘,再换高倍镜暗视野观察细菌的运动。

(三)毛细管法

毛细管法主要用于检查厌氧菌的动力。将待检菌珠按厌氧培养要求,转种于适宜的液体培养基中,待菌液进入毛细管后,用火焰将毛细管两端熔封,再以塑胶纸将其固定于载玻片上镜检。

观察不染色标本中细菌的运动,除用光学显微镜外,还可用暗视野显微镜和相差显微镜。

二、细菌染色标本检查法

细菌标本经染色后,与周围环境在颜色上形成鲜明的对比,可在普通光学显微镜下清楚地看到细菌的形态、大小、排列方式和某些结构,还可以根据染色反应将细菌进行分类,因此,染色标本的检查在细菌的鉴定中经常使用,一般形态学检查均须先染色再检查。

(一)常用染料

用于细菌染色的染料,大部分是人工合成的含苯环的有机化合物或苯的衍生物,在其苯环上带有色基与助色基。根据助色基解离后的带电情况,可将染料分为碱性和酸性两大类。此外,还有复合染料和单纯染料。

（1）碱性染料：在细菌学检验中最常用，如亚甲蓝、碱性复红、结晶紫等。

（2）酸性染料：通常酸性染料用于细胞质染色，很少用于细菌染色。常用的酸性染料有伊红、酸性复红、刚果红等。

（3）复合染料（中性染料）：碱性染料与酸性染料的复合物，如瑞氏染料中的伊红亚甲蓝、姬姆萨染料中的伊红天青等。

（4）单纯染料：常用于脂肪组织的染色。染色能力取决于能否溶于被染物，常用的有苏丹染料。

（二）细菌染色检查的基本程序

细菌染色检查的基本程序是：涂片—干燥—固定—染色—镜检。

1.涂片

将待染色的细菌标本或培养物涂布于洁净载玻片上。涂片方法随标本的性质和种类略有不同；若为液体标本（如脓液、痰液等）或液体培养物，可用灭菌接种环蘸取标本或菌液，直接涂布于载玻片上；若为固体培养物，则先取适量生理盐水置于洁净载玻片上，再以灭菌接种环挑取菌落在生理盐水中研磨至均匀浑浊，制成直径约 1cm 的半透明的菌膜。

2.干燥

涂片在室温下自然干燥，或将标本面朝上置于酒精灯火焰上方慢慢烘干，注意不可在火焰上烧干。

3.固定

常用切割火焰法固定，将已干燥的细菌涂片以中等速度在酒精灯火焰中通过三次，以玻片触及手背皮肤热而不烫为度。特殊目的时也可用冷冻干燥法或化学干燥法。

固定的目的在于：①杀死细菌，凝固细菌蛋白质和其他结构，使染料易于着色；②改变细菌对染料的通透性，以利于细菌进入细胞内；③使细菌附着于玻片上，以避免在染色过程中被水冲掉；④尽可能保持细菌的原有形态和结构。

4.染色

根据检验目的选用不同的染色液和染色方法进行染色。根据所用染料种类及染色结果，又分为单染法和复染法。

单染色法只用一种染料，染色后所有细菌被染成同一种颜色。这种染色方法只能显示细菌的形态、大小、排列及简单的结构，不能显示细菌染色特性，对细菌的鉴别意义不大。

复染色法是用两种或两种以上染料对细菌进行染色，可将不同细菌或同一细菌不同的结构染成不同的颜色。染色后不但可以显示细菌的形态结构，还可显示不同细菌的染色性，因而对细菌有较大鉴别价值。复染色法在细菌形态学检查中更常用，主要有革兰染色法、抗酸染色法等。染色的基本步骤如下：

（1）初染：用一种染料对已固定的细菌标本进行染色，以初步显示细菌的形态特征。染色时滴加染液的量以覆盖菌膜为宜，染色时间则随方法而定。

（2）媒染：使用媒染剂增加染料与被染物的亲和力，使染料固定于被染物，或改变细胞膜的通透性，促进染料着色。常用的媒染剂有石炭酸、鞣酸、碘液、明矾等。媒染剂可用于初染后复染前，也可以用于固定之后或含在固定液或染液中。

（3）脱色：脱去某些已着色的被染物的颜色。通过脱色处理可检查细菌与染料结合的稳定程度，从而使细菌显示出不同的染色性。能使已着色的被染物脱去颜色的化学试剂称为脱色剂，如醇类、丙酮、酸、碱等，乙醇是最常用的脱色剂，其浓度在 70% 左右时脱色能力最强。

(4)复染:使已被脱色的细菌重新着色以便于观察。复染液与初染液的颜色应有较大区别且对比鲜明。复染液颜色不能太深,以免遮盖初染的颜色。常用的复染液有稀释复红、沙黄、亚甲蓝、苦味酸等。

5.镜检

将染色完毕的细菌标本置于显微镜油镜下观察。

使用油镜时需在标本欲观察的部位滴加香柏油,并使油镜镜头浸于香柏油中,油镜放大倍数高而透镜很小,来自聚光器的光线通过标本玻片进入空气时,由于玻片与空气的折光率不同而发生折射,因此,进入物镜的光线减少,使物像不清晰。香柏油的折光率与玻片近似,光线穿过标本玻片进入香柏油可减少折射,因而进入油镜的光线增多,视野光亮度增加,可获得清晰的物像。

(三)常用的细菌染色法

1.革兰染色法

革兰染色(gram stain)法是最经典、最常用的细菌染色法之一,由丹麦细菌学家 Christian Gram 首创,广泛沿用至今,已有 100 多年的历史。

(1)方法:滴加结晶紫染液初染 1min;细流水冲洗后滴加卢戈碘液媒染 1min;细流水冲洗,加95%乙醇脱色 30~60s,或脱色流下的乙醇呈淡紫色或无色时为止;细流水冲洗后滴加稀释石炭酸复红(或沙黄)复染 30s,用细流水冲洗,吸去积水后用油镜检查。

(2)结果:被染成紫色的细菌为革兰氏阳性菌(G+菌);被染成红色的细菌为革兰氏阴性菌(G-菌)。

(3)革兰染色法的原理:①细胞壁结构学说。革兰氏阳性菌细胞壁结构致密,肽聚糖层厚,脂质含量少,脱色时乙醇不易渗入,反而使细胞脱水而降低通透性,阻碍结晶紫与碘的复合物渗出,故菌体仍保持结晶紫的紫色;而革兰氏阴性菌细胞壁结构疏松,肽聚糖层薄,脂质含量多。乙醇可溶解脂质使细胞壁通透性增高,进而渗入使结晶紫与碘的复合物被溶出而脱色。②化学学说。革兰氏阳性菌细胞内含有大量核糖核酸镁盐,易和结晶紫牢固结合而不易脱色;而革兰氏阴性菌细胞内核糖核酸镁盐含量极少,吸附染料量少,故易被乙醇脱色。③等电点学说。革兰氏阳性菌等电点(pH2~3)比革兰氏阴性菌(pH4~5)低,因此,在相同 pH 溶液中革兰氏阳性菌带负电荷多,容易与带正电荷的结晶紫染料结合且不易脱色。

(4)影响因素:①操作因素。涂片太厚或太薄,固定时菌体过分受热以及脱色时间长短都会影响染色结果。②染液因素。所有染液应防止蒸发而改变浓度;涂片积水过多会改变染液浓度,影响染色效果。③细菌因素。细菌的菌龄不同,革兰染色也有差异,一般以 18~24h 的培养物染色效果最好,菌龄过长影响细菌染色特性。

(5)临床意义:①鉴别细菌。通过革兰染色可将所有细菌分为革兰氏阳性菌和革兰氏阴性菌两大类,有助于初步鉴别细菌。②选择药物的参考。革兰氏阳性菌与革兰氏阴性菌在细胞壁等结构上的差异决定了它们对不同抗生素等药物的敏感性的差异。如大多数革兰氏阳性菌对青霉素类药物敏感,而大多数革兰氏阴性菌对青霉素类药物不敏感,但对链霉素、氯霉素敏感。临床可根据病原菌的革兰染色特性选择有效的药物及时治疗。③与致病性有关。大多数革兰氏阳性菌的致病物质为外毒素,而革兰氏阴性菌则大多能产生内毒素,两者致病机制不同。根据病原菌的革兰染色特性,可帮助临床选择有针对性的治疗方案。

2.姜-尼抗酸染色法

分枝杆菌属的细菌(包括结核分枝杆菌、麻风分枝杆菌等)为抗酸性细菌,一般染色法不宜着色,须用抗酸染色法。

(1)方法:①初染。滴加5％石炭酸复红2～3滴,在火焰高处徐徐加热5min,切勿沸腾,出现蒸汽即暂时离开,若染液蒸发减少,应再加染液,以免干涸,待标本冷却后用水冲洗,甩干。②脱色。滴加3％盐酸乙醇脱色,直至脱色流下的乙醇无色时为止,细流水冲洗,甩干。③复染。用碱性美兰溶液复染1min,用水冲洗后,吸水纸吸干积水,然后镜检。

(2)结果:抗酸染色法可将细菌分为抗酸性细菌和非抗酸性细菌两大类。抗酸性细菌初染着色后,可抵抗盐酸乙醇的脱色而保留石炭酸复红的颜色,因而被染成红色;非抗酸性细菌则被脱色后复染成蓝色。

(3)临床意义:疑似结核病患者的痰液行抗酸染色,其染色结果是初步确定传染源的常用方法,是评价结核病流行病学的重要指标;对于确诊的结核病患者,抗酸染色结果也是化疗方案的选择依据和化疗效果的评价依据。

3.其他染色法

其他染色法包括特殊染色法、荧光染色法和负染色法等。

(1)特殊染色法:细菌的特殊结构如芽孢、鞭毛、荚膜等和某些基本结构如细胞壁、核质、胞浆颗粒等,用普通的单染色或上述的染色法均不易着色,必须用相应的特殊染色法才能染上颜色。常用的特殊染色法有细胞壁染色法、荚膜染色法、芽孢染色法、鞭毛染色法、异染颗粒染色法等。

(2)荧光染色法:标本经涂片、固定后,用荧光染料(如金胺"O")使细菌着色,于荧光显微镜下观察,被染色的细菌可呈现出一定颜色的荧光。荧光染色法敏感性强、效率高、结果容易观察,在细菌鉴定,尤其是结核分枝杆菌的检测中有较实用的价值。

(3)负染色法:标本的背景着色而细菌不着色的染色方法。常用的有墨汁负染法,也可用酸性染料如刚果红、水溶性苯胺黑等。实际应用中还可用墨汁负染色法配合单染法(如亚甲蓝染色)检查细菌荚膜,镜下可见黑色背景中,蓝色菌体周围包绕一层无色透明的荚膜。

三、电子显微镜检查法

电子显微镜是根据电子光学原理,用电子束和电子透镜代替光束和光学透镜,使物质的细微结构在非常高的放大倍数下成像的仪器。电子显微镜放大倍数很高,可达数十万到数百万倍,能分辨1nm的物体,可用于观察细菌、病毒等的超微结构。

电子显微镜按结构和用途可分为扫描式电子显微镜和透射式电子显微镜。透射式电子显微镜常用于观察那些用普通显微镜所不能分辨的细菌、病毒等的超微结构,观察的结果可以投射到荧光屏上显示,也可以拍摄成像,还可用磷钨酸做负染色或用金属喷涂投影增加对比度,使图像具有立体感。扫描式电子显微镜主要是用于观察细菌、病毒的表面结构及附件和三维空间的立体形象。

第二节 消毒灭菌技术

细菌为单细胞生物,极易受到外界物理和化学因素的影响。环境适宜时,生长繁殖;环境条件不适宜或发生剧烈变化时,细菌可发生代谢障碍,生长受到抑制,甚至死亡。根据这一现象,可以采用多种物理、化学或生物学方法来抑制或杀死外环境和机体体表的病原微生物,以切断传播途径,从而控制或消灭传染病。如1865年,巴斯德采用加温处理的方法杀死啤酒中污染的微生物,有效防止了啤酒变酸;在此启发下,英国外科医生李斯特使用石炭酸消毒空气、手术器械、洗手等措施,显著降低了医院交叉感染和死亡率,创建了无菌外科手术。

一、基本概念

(1)消毒(disinfection):杀死物体上病原微生物,但不一定能杀死细菌芽孢的方法。用于消毒的化学药物称为消毒剂。

(2)灭菌(sterilization):杀灭物体上所有微生物(包括病原微生物、非病原微生物和细菌芽孢)的方法。

(3)防腐(antisepsis):防止或抑制微生物生长繁殖的方法。用于防腐的化学药物称为防腐剂。某些化学药物在高浓度时,具有杀菌作用,可做消毒剂,在低浓度时,仅能抑制细菌生长繁殖,可用作防腐剂。

(4)无菌和无菌操作:无菌是指不存在活的微生物。无菌操作(aseptic technique)是防止微生物进入机体或物品的操作技术。

二、物理消毒灭菌法

因为很多物理因素会影响微生物的化学组成和新陈代谢,因此,可以通过改变环境中的物理因素来进行有效的消毒、灭菌和防腐。

(一)热力灭菌法

热力灭菌法的基本原理是高温可以使菌体细胞内的蛋白质变性,这种方法对细菌有明显的杀灭作用。热力灭菌法分为湿热灭菌法和干热灭菌法两种。

1.湿热灭菌法

湿热灭菌法是以高温的水或水蒸气为导热介质,提高物品温度,以达到灭菌目的的方法。常用的湿热灭菌法有高压蒸汽灭菌法、煮沸消毒法、流通蒸汽消毒法、间歇灭菌法和巴氏消毒法等。

(1)高压蒸汽灭菌法:目前最常用最有效的灭菌方法。灭菌是在密闭的高压蒸汽灭菌器内进行,在蒸汽不外溢的情况下,随着灭菌器内压力的增高,温度也逐渐升高。当压力为103.4kPa时,温度达到121.3℃,维持15～30min,可杀死包括细菌芽孢在内的所有微生物。常用于一般培养基、生理盐水、手术敷料、玻璃制品等耐高温、耐湿物品的灭菌。

(2)煮沸消毒法:将消毒物品浸于水中,加热至沸腾(100℃)后持续煮沸5～6min,可杀死一般细菌的繁殖体,但对芽孢无影响。本法适用于饮水、食具、注射器和手术器械等的消毒。若在水中加入2%碳酸钠可提高沸点至105℃,既可促进芽孢死亡,又可防止金属器材生锈。

(3)流通蒸汽消毒法:将待灭菌物品置于阿诺(Arnold)蒸锅或普通蒸笼内,利用100℃的水蒸气进行灭菌,保持 15～30min 可杀灭细菌繁殖体,但不能保证杀灭芽孢。通入蒸汽时,消毒物品的包装不宜过大、过紧,以利于蒸汽穿透。本法适用于不耐高温物品的消毒。

(4)间歇灭菌法:待灭菌的物品于 100℃ 加热 30min,以杀死细菌繁殖体(但杀不死芽孢),然后取出物品于 37℃ 温箱过夜,使芽孢发育为繁殖体;次日再于 100℃ 加热 30min 杀死细菌繁殖体,然后再置 37℃ 温箱过夜。重复此过程三次可达到灭菌的目的。本法适用于一些不耐高温的物品的灭菌,如含糖、鸡蛋或含血清的培养基。

(5)巴氏消毒法:因法国学者巴斯德创立而得名,其具体方法有两种:一种方法是在 61.1～62.8℃ 加热 30min;另一种方法是在 71.7℃ 加热 15～30s。较低温度的处理,既可杀灭病原菌或特定微生物,同时又不破坏其中的营养成分。现在人们多用后一种方法对牛奶进行消毒。

2.干热灭菌法

干热灭菌法是以热空气为导热介质,提高物品温度,以达到灭菌目的的方法。

(1)焚烧:灭菌彻底,但仅适用于无经济价值的物品,如废弃的污染物或死于传染病的人和动物的尸体。

(2)灼烧:将待灭菌的物品直接放于火焰中灼烧,如微生物实验使用的接种环、接种针、试管口等多用此法灭菌。

(3)干烤法:将物品置于密闭的专用烤箱内,通电后利用高热空气达到灭菌的目的。此法适用于高温下不变质、不损坏、不蒸发的物品,如玻璃器皿、瓷器、某些粉剂药品、凡士林等,灭菌时一般加温至 160～170℃,维持 2～3h,可杀灭一切微生物,包括细菌的芽孢。灭菌结束后,应关闭电源,待温度慢慢降至 60℃ 左右时再开启箱门,以免玻璃器皿因骤冷而破裂。

3.湿热灭菌法与干热灭菌法的比较

在同一温度下,湿热灭菌法比干热灭菌法的效果好,原因:①湿热的穿透力比干热强,可使被灭菌的物品均匀受热,温度迅速上升;②湿热时菌体细胞吸收水分,蛋白质比较容易凝固,因为蛋白质含水量升高,凝固所需要的温度会有所降低;③湿热灭菌时水蒸气与物品接触凝固成水可放出潜热,潜热能迅速提高被灭菌物品的温度。

(二)紫外线和电离辐射

1.紫外线

紫外线的杀菌作用与其波长有关,波长在 200～300nm 时有杀菌作用。当波长在 265～266nm 时最易被细菌 DNA 吸收,因而杀菌作用最强。其杀菌机制是细菌 DNA 吸收紫外线后,同一股 DNA 上相邻的胸腺嘧啶通过共价键结合成二聚体,改变了 DNA 的分子构型,从而干扰 DNA 的复制,导致细菌变异甚至死亡。

紫外线穿透力弱,普通玻璃或纸张、空气中的尘埃、水蒸气等均可阻挡紫外线,因此,紫外线只适用于手术室、传染病房、烧伤病房、微生物检验室等室内空气的消毒,或一些物品表面的消毒。紫外线对眼睛和皮肤有损伤作用,使用时应注意防护。

日光中因含有紫外线,因而也具有一定的杀菌作用。如将衣服、被褥放在日光下曝晒 2h 以上,可杀死其中大部分细菌。

2.电离辐射

X 射线、γ 射线、高速电子流等具有电离辐射作用,可使细菌细胞内的水分被电离成 H^+ 和 OH^-,这些游离基是强烈的氧化剂和还原剂,可破坏细菌核酸、酶和蛋白质,使微生物死亡。电离辐射可用于塑料注射器、导管、手套等不耐热物品的消毒与灭菌。

（三）滤过除菌法

滤过是采取机械性阻留，利用滤菌器除去液体或空气中的细菌等微生物的方法。因为滤器的滤孔很小，只允许小于孔径的物体如液体和空气通过，而大于孔径的细菌等颗粒被阻留，从而可以获得无菌的溶液。常用的滤菌器有滤膜滤菌器、蔡氏滤菌器、玻璃滤菌器等。

滤过除菌法可用于一些不耐高温、也不能用化学方法消毒的液体，如血清、抗生素、维生素等制品的除菌。此外，生物安全柜也是根据这个原理，利用高效空气过滤器的过滤作用，除去空气中的微生物，以达到保护操作对象、保护操作者、保护环境的目的。

（四）超声波

每秒钟超过 200 000 次振动的声波不被人耳感受，称为超声波。超声波可引起液体形成微气泡，外观上看水像沸腾似的，有人把它称为冷沸。这些气泡很快破裂产生细小的空穴并发出冲击波，存在于液体里的微生物细胞由于受到外部强弱不等的压力撞击而死亡，这个过程我们把它称为空穴作用，空穴作用就是超声波杀菌的原理。但是超声波灭菌也有局限性，只适用于液体灭菌，其中以革兰氏阴性菌最敏感。虽然超声波通过空穴作用可使菌群死亡，但往往有残存者。因此，这种方法在消毒灭菌方面无实用价值。主要用于裂解细胞，以分离提取细胞组分或制备抗原。

（五）干燥

干燥可使细菌脱水、菌体蛋白质变性和盐类浓缩，从而妨碍细菌代谢、生长繁殖，产生抑菌、杀菌作用。干燥对细菌的影响因菌种以及干燥程度、时间、温度等因素而异，如：脑膜炎奈瑟菌、淋病奈瑟菌干燥数小时即可死亡；溶血性链球菌在尘埃中可存活 2～5 日；结核分枝杆菌在干燥的痰中可保持传染性数月；细菌的芽孢在干燥环境可存活数月至数年；将细菌迅速冷冻干燥可维持生命数年之久。根据这些原理，常用干燥方法保存食品、药材、菌种等，如：将食品、药材晒干或烘干以防止霉变；用盐腌和糖渍处理食物，使食物中细菌脱水而停止生命活动，延长食品保存期；用冷冻真空干燥法保存菌种、生物制品等。

三、化学消毒灭菌法

许多化学药物都具有抑菌、杀菌的作用，化学消毒法就是运用适宜种类和浓度的化学药物（消毒剂或防腐剂）来处理物品，从而杀死或抑制细菌等微生物，达到消毒、防腐的效果。消毒剂或防腐剂不仅能杀死病原体，对人体细胞也有一定的损害作用，所以只能外用，主要用于物体表面、环境、人体表面（皮肤、黏膜、浅表伤口）的消毒。

（一）常用消毒剂的杀菌机制

消毒剂的种类很多，其杀菌机制不尽相同，概括起来有下面几个方面：①使菌体蛋白质变性或凝固。酸、碱和醇类如乙醇、大多数重金属盐、氧化剂、醛类、染料等有机溶剂可改变蛋白构型而扰乱多肽链的折叠方式，造成蛋白质变性。②影响细菌的酶系统和代谢活性。如氧化剂、重金属盐类（低浓度）等，可作用于细菌酶蛋白的—SH（巯基），使酶活性丧失。③损伤菌体细胞膜或改变细胞膜的通透性。表面活性剂、酚类及醇类可导致胞浆膜结构紊乱并干扰其正常功能，使胞浆内容物溢出胞外，影响细胞膜物质转运和能量代谢，甚至引起细胞破裂。

（二）影响化学消毒剂作用效果的因素

消毒剂的杀菌效果受多种因素的影响，掌握并利用这些因素可提高消毒灭菌的效果。影响消毒灭菌效果的主要因素有以下几种：

（1）消毒剂：消毒剂的性质、浓度和作用时间不同，对细菌的作用效果也有所差异。例如，表面活性剂对革兰氏阳性菌的杀菌效果强于革兰氏阴性菌，龙胆紫对葡萄球菌作用效果较好。同一种消毒剂的浓度与作用时间不同，消毒效果也不一致。通常消毒剂的浓度越大，杀菌效果越强（但乙醇例外，以 70%～75% 的乙醇消毒效果最好）；消毒剂在一定浓度下，消毒作用时间的长短与消毒效果的强弱呈正变关系。

（2）微生物的种类和数量：不同种类的微生物对消毒剂的敏感性不同，因此，同一种消毒剂对不同微生物的杀菌效果各不相同。如：一般消毒剂对结核分枝杆菌的作用较其他细菌繁殖体差；5% 石炭酸 5min 可杀死沙门菌，而杀死金黄色葡萄球菌则需 10～15min；75% 乙醇可杀死一般细菌繁殖体，但不能杀灭细菌的芽孢。此外，微生物的数量越大，消毒越困难，消毒所需的时间越长。

（3）温度与酸碱度：一般而言，温度越高消毒剂的作用效果越佳。消毒剂的杀菌过程基本上是一种化学过程，化学反应的速度随温度的升高而加快。如：金黄色葡萄球菌在石炭酸溶液中被杀死的时间在 20℃时比 10℃时大约快 5 倍；2% 戊二醛杀灭每毫升含 10^4 个炭疽芽孢杆菌的芽孢，20℃时需 15min，40℃时需 2min，56℃时仅需 1min。消毒剂的杀菌作用还受酸碱度的影响，如戊二醛本身呈中性，其水溶液呈弱碱性，不具有杀芽孢的作用，只有在加入碳酸氢钠后才发挥杀菌作用。

（4）环境中化学拮抗物质的存在：一般情况下，病原菌常与血清、脓液等有机物混在一起，这些有机物中的蛋白质、油脂类物质包围在菌体外面可妨碍消毒剂的穿透，从而对细菌产生保护作用。此外，拮抗物还可通过与消毒剂的有效成分结合，或对消毒剂产生中和作用，从而降低其杀菌效果。

第三节　细菌接种与培养技术

一、细菌接种与培养的基本条件

（一）接种工具

细菌接种最常用的工具是接种环和接种针，一般由三部分组成：金属丝（镍铬合金）、金属杆和绝缘柄。制作接种环时将金属丝顶端弯成直径为 2～4mm 的密闭圆环即可。

接种环多用于固体平板、斜面和液体培养基的细菌接种，也可用于挑取菌落和菌液。接种针主要用于穿刺接种及固体斜面接种细菌等。

使用接种环（针）时，将金属环（针）部置于酒精灯火焰上或红外接种环灭菌器中加热灭菌后，方可蘸取细菌进行接种。

（二）培养箱

培养箱是培养细菌的主要设备，常用的有普通培养箱、二氧化碳培养箱及厌氧培养箱。通过特殊的装置可调节培养箱内温度及气体，从而为不同细菌提供适宜的温度和必要的气体环境以满足生长需要。

（1）普通培养箱：用于需氧和兼性厌氧性细菌的培养，亦用于培养基及有关试剂的预温。常见的有隔水式电热恒温培养箱及气套式电热恒温培养箱。

（2）二氧化碳培养箱：可提供箱内一定浓度的二氧化碳气体，主要用于生长繁殖过程中需要二氧化碳的细菌的培养。

(3)厌氧培养箱:一种在无氧环境条件下进行细菌培养及操作的专用装置。通过厌氧培养箱前面的橡胶手套在培养箱内进行操作,使厌氧菌的接种、培养和鉴定等在无氧环境下进行。

(三)超净工作台和生物安全柜

1.超净工作台

超净工作台是为满足细菌检验对操作区域洁净度的需求而设计的一种净化设备,其基本组成部分有高效空气过滤器、风机、箱体。基本工作原理为,通过风机将空气吸入,经由静压箱通过高效过滤器过滤,将过滤后的洁净空气送出至操作区域,使操作区域持续在洁净空气的控制下达到实验所需的洁净度,从而防止试验材料受环境中微生物的污染。超净工作台根据工作原理又分为两种:一种是垂直流超净工作台,即工作区域的空气流动呈垂直方向;另一种是水平流超净工作台,即空气呈水平方向流过工作区域。超净工作台还可通过配置调风机系统、紫外线灭菌灯、红外接种环灭菌器等装置,保证工作区域的风速、空气洁净度始终处于理想状态。

超净工作台是为保护试验材料不受污染而设计的,对操作者和环境不提供保护。所以具有感染性的标本做微生物检验时,应在生物安全柜里进行操作。

2.生物安全柜

生物安全柜是为操作原代培养物、菌(毒)株以及诊断性标本等具有感染性的实验材料而设计的一种净化设备。其工作原理是,将柜内空气向外抽吸,柜内形成的负压状态和垂直气流形成的气幕可防止感染性气溶胶外泄,以保护操作者。进入安全柜的空气经高效空气过滤器(HEPA filter)过滤,在柜内形成百级洁净度的环境,以保护操作对象(标本等)。柜内的空气也经 HEPA 过滤器过滤后再排放到大气中,以保护环境。

(四)高压灭菌器

高压灭菌器是细菌检验必备的设备,其基本原理是,在密闭条件下,蒸汽压力越大,则容器内的温度越高。将待灭菌的物品放于灭菌器内,当蒸汽压力达 $1.05kg/cm^2$($103.4kPa/cm^2$)时,锅内温度达到 $121.3℃$,维持 $15\sim30min$,可杀死包括细菌芽孢在内的所有微生物。高压灭菌器常用于培养基、实验器材、感染性标本以及其他物品的灭菌处理。

(五)培养基

培养基(culture media)是指用人工方法配制的适合细菌及其他微生物生长繁殖的营养基质。培养基是细菌检验的重要物质基础,适宜的培养基有利于细菌的繁殖,可用于分离培养与鉴定细菌、传代和保存细菌、研究细菌的生理生化特性、制备疫苗等。因此,掌握培养基成分的作用和制备方法,是保证培养基质量,准确、可靠地进行微生物学检验的基本条件。

1.培养基的成分及其作用

(1)营养物质

1)蛋白胨:是动植物蛋白质经酶或酸碱分解而获得的一种由胨、肽和氨基酸组成的混合物,是制备培养基最常用的成分之一,主要供给细菌生长繁殖所需要的氮源,满足细菌合成菌体蛋白质、酶类的需要。蛋白胨具有易溶于水、高温下不凝固、遇酸不沉淀等特点。蛋白胨吸水性较强,易潮解,应密封置于干燥处保存。

2)肉浸液:是将新鲜牛肉去除脂肪、肌腱及筋膜后,加水浸泡、煮沸而制成的肉汤,其中含有可溶性含氮浸出物、非含氮浸出物及一些生长因子。该物质可为细菌提供氮源和碳源。由于肉浸液的含氮物质较少,不能完全满足细菌氮源的需要,故在用肉浸液制备培养基时,还需添加 1%～2%的蛋白胨。

3)肉膏:由肉浸液经长时间加热浓缩熬制而成。由于糖类物质在加热过程中被破坏,因而其营养价值低于肉浸液,但因其无糖可用作肠道细菌鉴别培养基的基础成分。

4)糖类、醇类:为细菌生长提供碳源和能量。制备培养基常用的糖类有单糖(葡萄糖、阿拉伯胶糖等)、双糖(乳糖、蔗糖等)、多糖(淀粉、菊糖等)。制备培养基常用的醇类有甘露醇、卫茅醇等。糖类、醇类物质除了为细菌提供碳源和能量外,还可根据不同细菌对糖类、醇类的利用能力不同来鉴别细菌。糖类物质不耐热,高温加热时间过长会使其破坏,因而制备含有糖类或醇类的培养基时,不宜用高温灭菌,而宜用 55.46～68.45kPa/cm² 的压力灭菌。

5)血液:动物血液中既含有蛋白质、氨基酸、糖类及无机盐等营养物质,还能提供细菌生长所需的辅酶(如 V 因子)、血红素(X 因子)等特殊生长因子。培养基中加入血液,可用于培养营养要求较高的细菌,还可观察细菌的溶血现象而进行细菌鉴定。

6)鸡蛋与血清:不是培养基的基本成分,却是某些细菌生长所必需的营养物质,因而可用于制备特殊的培养基,如培养白喉棒状杆菌的吕氏血清培养基、培养结核分枝杆菌用的鸡蛋培养基等。

7)无机盐类:提供细菌生长所需要的化学元素,如钾、钠、钙、镁、铁、磷、硫等。常用的无机盐有氯化钠和磷酸盐等。氯化钠可维持细菌酶的活性及调节菌体内、外渗透压,磷酸盐是细菌生长良好的磷源,并且在培养基中起缓冲作用。

8)生长因子:是某些细菌生长繁殖所必需的,但自身不能合成的物质。主要包括 B 族维生素、某些氨基酸、嘌呤、嘧啶及特殊生长因子(X 因子、V 因子)等。肝浸液、酵母浸液、肉浸液及血清等物质中含有上述成分,在制备培养基时,加入这类物质即可满足细菌对生长因子的需要。

(2)水

水是细菌代谢过程中不可缺少的物质,许多营养成分必须溶于水才能被细菌吸收。制备培养基宜用不含杂质的蒸馏水或离子交换水。也可用自来水、井水、河水等,但此类水中常含有钙、磷、镁等,可与蛋白胨或肉浸液中的磷酸盐生成不溶性的磷酸钙或磷酸镁,高压灭菌后,可析出沉淀。因此,用自来水、井水等制备培养基时最好先煮沸,使部分盐类沉淀过滤后再使用。

(3)凝固物质

制备固体或半固体培养基时,需在培养基中加入凝固物质。最常用的凝固物质为琼脂,特殊情况下亦可使用明胶、卵蛋白及血清等。

琼脂是从石花菜中提取的一种胶体物质,其成分主要为多糖(硫酸酚酯半乳糖)。该物质在98℃以上时熔化,45℃以下时则凝固成凝胶状态,且无营养作用,不被细菌分解利用,是一种理想的培养基赋形剂。

(4)指示剂

指示剂常添加于某些鉴别培养基,可帮助观察和了解细菌是否利用或分解培养基中的糖、氨基酸等物质。常用的有酚红、溴钾酚紫、溴麝香草酚蓝、中性红、中国蓝等酸碱指示剂及亚甲蓝等氧化还原指示剂。

(5)抑制剂

在培养基中加入某种化学物质,可抑制或减少非目的细菌的生长,而有利于目的细菌的生长,此类物质称为抑制剂。抑制剂必须具有选择性抑制作用,在制备培养基时,应根据不同的培养目的采用适宜的抑制剂。常用的抑制剂有胆盐、煌绿、亚硫酸钠以及某些染料和抗生素等。

2.培养基的种类

培养基的种类很多,一般按用途、性状等进行分类。

(1)按培养基的用途分类

1)基础培养基:含有细菌生长繁殖所需的最基本营养成分,如肉膏汤、普通琼脂平板等。基础培养基可用于营养要求不高的细菌的培养,广泛应用于细菌检验,也是制备其他培养基的基础成分。

2)营养培养基:在基础培养基中加入血液、血清、生长因子、葡萄糖等特殊成分,即制成营养培养基,用于营养要求较高细菌和需要特殊生长因子细菌的培养。常用的有血液琼脂培养基、巧克力色血液琼脂培养基等。

3)鉴别培养基:不同种类的细菌对糖、醇类、蛋白质、氨基酸等底物的分解结果不同,在培养基中加入某种特定的底物及指示剂,观察细菌对底物的分解能力及产物,可帮助鉴定和鉴别细菌。此类培养基称为鉴别培养基,常见的有糖发酵培养基、克氏双糖铁琼脂等。

4)选择培养基:在基础培养基中加入抑制剂,抑制非目的菌生长,选择性促进目的菌生长,此类培养基为选择培养基。常用的有 SS 琼脂、伊红亚甲蓝琼脂、麦康凯琼脂等。从临床标本(尤其是含有人体正常菌群或杂菌的标本)中分离目的菌常采用选择性培养基。

5)增菌培养基:多为液体培养基,常用于病原菌含量少、很难直接分离培养的标本,如血标本等。增菌培养基除必需的营养成分外,往往还含有特殊抑制剂,通过选择性抑菌作用,有利于目的菌的生长繁殖,以提高标本中含量较少的目的菌的分离的检出率。如碱性蛋白胨水培养基可抑制不耐碱的细菌、有利于霍乱弧菌繁殖,故可用于标本中霍乱弧菌的增菌培养。

6)特殊培养基:特殊培养基包括厌氧培养基和 L 型细菌培养基。厌氧培养基专供厌氧菌分离、培养和鉴别用,其特点是营养丰富,氧化还原电势低,含有特殊生长因子、还原剂和氧化还原指示剂等,通过还原剂造成培养基的缺氧环境,使培养基保持较低的氧化还原电势。常用的厌氧培养基有庖肉培养基、硫乙醇酸钠培养基等。此外,L 型细菌由于细胞内渗透压较高、细胞壁缺损,因而 L 型细菌的培养需采用高渗(3%～5%NaCl、10%～20%蔗糖等)低琼脂培养基。

(2)按培养基的物理性状分类:按培养基的物理性状分类可分为液体、半固体、固体三类,其区别主要是有无凝固剂,或凝固剂含量的多少。

1)液体培养基:不含任何凝固物质而呈液态,常用于细菌增菌培养或纯培养后观察细菌生长现象。

2)半固体培养基:在液体培养基中加入了 0.2%～0.5% 的琼脂即制成半固体培养基。主要用于观察细菌的动力、保存菌种等。

3)固体培养基:在液体培养基中加入 2%～3% 的琼脂,熔化后凝固而成。常倾注于平皿中制成平板,主要用于细菌的分离培养、鉴定以及药敏试验等。注入试管中制成斜面可用于菌种的保存。

3.培养基的制备

不同培养基制备的方法不完全相同,但主要程序基本相似,包括调配、溶化、矫正 pH、过滤澄清、分装、灭菌、检定、保存等步骤。

(1)调配:按培养基的配方准确称取各种成分,按比例加于蒸馏水中。调配时可先在三角烧瓶中加入少量蒸馏水,再加入蛋白胨等各种成分,以防蛋白胨等黏附瓶底。然后以剩余的水冲洗瓶壁、振摇混合。有些物质如指示剂、胆盐等应在矫正 pH 后加入。

(2)溶化:通过加热等方式使各种成分充分溶解于水中。加热时应随时用玻棒搅拌,如有琼脂成分时更应注意防止外溢。溶化完毕,应注意补足失去的水分。

(3)矫正 pH:可用 pH 比色计、比色法或精密 pH 试纸等进行测定。经调配、溶化而成的培养基的 pH 通常与所需 pH 不一致,因此,需用酸或碱进行中和矫正。培养基经高压灭菌后,其 pH 通常降低 0.1～0.2,故在矫正 pH 时应比实际需要的 pH 高 0.1～0.2。一般培养基矫正至 pH7.4～7.6,也有的细菌需要酸性或碱性的培养基。

(4)过滤澄清:培养基配成后若有沉渣或混浊,需过滤使其澄清透明,以便于观察和判断细菌的生长情况。

1)液体培养基:必须澄清透明以便准确地观察细菌的生长情况。常用滤纸或双层纱布夹脱脂棉进行过滤。

2)固体培养基:加热溶化后趁热以绒布或两层纱布中夹薄层脱脂棉过滤;如果培养基量大,亦可采用自然沉淀法,即将琼脂培养基盛入不锈钢锅或广口搪瓷容器内,经高压蒸汽溶化 15min 后,静置过夜,次日将琼脂倾出,用刀将底部沉渣切去,再溶化即可得到清晰的培养基。

(5)分装:根据需要将培养基分装于不同容量的三角烧瓶、试管等容器中。

1)基础培养基:作为储存的备用培养基,以便随时分装或配制营养培养基之用。分装的量根据使用目的和要求而定,但必须定量分装,便于应用。一般常分装于三角烧瓶内,分装量不超过容器的 2/3,灭菌后备用。

2)半固体培养基:分装于试管内,分装量为试管长度的 1/4～1/3,灭菌后直立凝固待用。

3)琼脂斜面:分装于试管内,分装量为试管容量的 1/4 左右,灭菌后趁热放置成斜面凝固,斜面长度约为试管长度的 2/3。

4)琼脂平板:将灭菌或加热融化后的固体培养基,冷至 50℃ 左右,按无菌操作倾入灭菌平皿内。内径为 90mm 的平皿,一般倾注培养基 13～15mL(MH 琼脂平板每个 25mL);若内径为 70mm 的平皿则倾注培养基 7～8mL。轻轻摇平后,使培养基平铺于平皿底部,凝固后备用。倾注培养基时,切勿将器皿盖全部开启,以免空气中的尘埃及细菌落入。新制成的琼脂平板表面有较多冷凝水,会影响细菌的分离,可将平皿倒扣于 35℃ 培养箱内放置约 30min,待平板表面干燥后使用。

(6)灭菌:应根据培养基成分、性质的不同采用不同的灭菌方法。

1)普通基础培养基多采用高压蒸汽灭菌法:当培养基分装量较少时(如用普通试管等分装),可在 103.4kPa/cm² 压力下(此时温度为 121℃)灭菌 15min;若培养基分装量较大时(如用烧瓶分装),可高压(103.4kPa/cm²)灭菌 30min。含糖类、明胶的培养基,因温度过高、时间过长可使糖类等营养物质破坏,故以 68.45kPa/cm²(此时温度为 115℃)灭菌 15min 为宜。

2)凡不耐高温的物质如糖类、血清、牛乳及鸡蛋白等培养基,可选用间歇灭菌法。方法是将待灭菌的培养基于加热到 100℃ 保持 15～30min,然后取出放置于 35℃ 温箱过夜,次日再加热至 100℃ 保持 15～30min。如此连续 3 次,利用反复多次的加热处理,可达到灭菌的目的。

3)含尿素、血清、腹水及其他因加热易被破坏的物质,则可使用滤菌器过滤除菌。

(7)检定:质量检查。检定的内容和要求如下。

1)无菌试验:将制备好的培养基于 35℃培养箱内放置 24h,灭菌合格的培养基应无菌存放。

2)效果检查:将已知菌种接种在待检定培养基中,经培养后细菌应可在该培养基上生长,而且形态、菌落、生化反应等特征典型。每批培养基制成后均需经检定符合要求后方可使用。

(8)保存:制备好的培养基应注明名称、配制的日期等,置保鲜袋内存放于 4℃冰箱或冷暗处,以防止干涸、变质和污染。保存时间不宜过长,一般不超过两周,故培养基应根据实际需要量制备。

二、细菌接种技术

(一)无菌技术

无菌技术是指在检验过程中,防止微生物扩散进入机体或物体造成感染或污染而采取的一系列操作措施。微生物广泛分布于自然界,人或动物的分泌物、排泄物、体表及与外界相通的腔道中,随时都可能污染实验材料、物品而影响实验结果,甚至造成人体感染。因此,在进行微生物检验过程中,操作人员应树立无菌观念,严格执行无菌操作技术。细菌接种与培养过程中无菌操作的基本要点如下。

(1)细菌接种应在生物安全柜、超净工作台或相应级别的洁净室内进行,且生物安全柜、超净工作台、洁净室在使用前后需进行消毒处理。

(2)所有器具、培养基等都必须进行严格的灭菌才能使用,使用过程中不能与未经灭菌的物品接触。

(3)接种环(针)在每次使用前后,均应在火焰中或红外线灭菌器内彻底烧灼灭菌。无菌试管、烧瓶等容器在开塞之后及塞回之前,口部都必须在火焰上通过 2~3 次,以杀死可能附着于管口、瓶口的细菌。

(4)使用无菌吸管时,不能用嘴吹出管内余液,以免口腔内杂菌污染,应使用吸耳球轻轻吹吸,吸管上端应塞有棉花。

(5)微生物实验室所有感染性废弃物、细菌培养物等都不能拿出实验室,亦不能随意倒入水池。需进行严格消毒灭菌处理后,用医用废物袋装好,送医疗废物集中处置部门处置。

(6)临床微生物检验工作人员必须加强个人防护,工作时按要求穿工作衣、戴口罩、戴工作帽等。操作完毕,应用消毒剂浸泡洗手,再用自来水冲洗。

(二)细菌常用接种方法

将待培养的细菌标本移往新的培养基中的过程即细菌接种。根据标本来源、培养目的、培养基性状等,可采取不同的接种方法。接种的基本程序是:灭菌接种环(针)—稍冷却,蘸取细菌标本—进行接种(启盖或塞、接种、加盖或塞)—接种环(针)灭菌。

1.平板划线法

平板划线法主要用于固体培养基的接种。目的是将标本中的多种细菌,经划线使其在固体平板表面分散开来,经培养形成单个菌落。这种使原本混杂的细菌在固体平板表面分散开,从而培养出单个细菌菌落的方法称为分离培养。分离培养是临床标本进行细菌检验的重要环节,只有先分离得到目的菌,才能进一步加以鉴定和研究。

常用平板划线法有以下两种方法。

(1)连续划线法:此法适用于含菌量较少的细菌标本。用已烧灼灭菌的接种环蘸取适量标本,涂于平板边缘,然后做"Z"字形连续划线,逐渐向下延伸直至划完整个平板表面。

（2）分区划线法:将平板培养基分成4(或5)个区域进行划线。此法适用于含菌量较多的标本,如粪便、脓汁、痰液等。用接种环蘸取少许细菌标本在平板培养基表面一角,以"Z"字形不重叠连续划线作为第一区,其范围不超过平板的1/5。然后将接种环烧灼灭菌并冷却,将平板旋转至合适位置后进行第二区的划线接种,在开始划线时与第一区的划线相交数次。完成后将接种环烧灼灭菌,继续按上述方法,分区划出第三、四区。

2.液体培养基接种法

液体培养基接种法适用于各种液体培养基的接种。方法是右手持接种环(或接种针),左手握持菌种管和液体培养基管。以右手掌心与小指、小指与无名指分别夹取棉塞,将试管口迅速通过火焰灭菌。用已灭菌的接种环蘸取菌种伸进倾斜的液体培养基管内,在接近液面的管壁上轻轻研磨。取出接种环并在火焰中烧灼灭菌,两试管口通过火焰灭菌后,将棉塞分别塞于原试管。直立试管,菌种即淹没于液体培养基中。

3.琼脂斜面接种法

琼脂斜面接种法通常用于细菌纯培养或菌种保存。操作时将培养基斜面朝上,将已蘸取菌种的接种环(或接种针)伸进管内,先从斜面的底部轻轻划一直线至顶端,然后再从底部划"Z"形线至顶端。或先从斜面正中垂直刺入底部,再抽出在斜面划"Z"形线至顶端。

4.穿刺接种法

穿刺接种法用于半固体培养基或高层斜面培养基的接种。方法是:用接种针蘸取细菌,从培养基表面正中垂直刺入至接近管底,然后原路抽出。

5.倾注平皿法

倾注平皿法可用于尿标本、饮用水、药物等标本的微生物数量测定。方法是,取标本或经适当稀释的标本 1mL 置于无菌培养皿中,再注入冷却至 50℃ 左右的琼脂培养基 15～20mL,混匀,静置待其凝固后放培养箱内培养至规定时间,做菌落计数,即可计算出样品中微生物的数量。

三、细菌培养方法及生长现象

(一)常用细菌培养方法

进行细菌培养时,应根据培养目的、细菌种类的不同,选择适宜的培养方法。常用方法有普通培养、二氧化碳培养及厌氧培养法等。

1.普通培养

普通培养即有氧培养,主要用于需氧菌和兼性厌氧菌的培养。将已接种细菌的培养基置于 37℃ 恒温培养箱中培养 18～24h,即可观察到大部分细菌的生长现象。但标本中菌量很少或生长速度缓慢的细菌如结核分枝杆菌则需延长培养时间才能观察到其生长现象。

2.二氧化碳培养

二氧化碳培养用于培养某些需要 CO_2 才能生长的细菌(如脑膜炎奈瑟菌等)。具体方法如下。

（1）烛缸法:将已接种细菌的培养基置于标本缸或玻璃干燥器内,再放入已点燃的蜡烛,加盖密闭。蜡烛在烛缸内燃烧 1～2min 后因缺氧而自行熄灭,此时干燥器内含有 5%～10% 的 CO_2。将烛缸置于 37℃ 培养箱中培养 18～24h 后观察结果。

（2）二氧化碳培养箱法：二氧化碳培养箱能调节箱内 CO_2 的含量、温度和湿度。将已接种细菌的培养基置于温度适宜的二氧化碳培养箱内，培养一定时间后观察结果。

（3）化学法：将接种好细菌的培养基置于标本缸或玻璃干燥器内，按每升容积加碳酸氢钠 0.4g 和 1mol/L 盐酸 0.35mL 比例，分别加入此两种化学物质于平皿内，将该平皿放入缸内，加盖密封后将标本缸倾斜，使两种化学物质混合并发生化学反应，产生 CO_2。再将标本缸置于恒温培养箱内，培养一定时间后观察结果。

3.厌氧培养

厌氧培养用于专性厌氧菌的培养。厌氧培养的一个重要原则就是通过物理、化学及生物学方法去除环境中的游离氧，降低氧化还原电势，以利于专性厌氧菌的生长。常用方法有疱肉培养基法、焦性没食子酸法、厌氧罐法、厌氧气袋法、厌氧培养箱法等。

（二）细菌的生长现象

将细菌接种到适宜培养基中，在适宜温度条件下培养一定时间（多数细菌需 18～24h，部分生长慢的细菌需数天或数周）后，可观察到细菌的生长现象。不同种类的细菌可表现出不一样的生长现象，据此可帮助鉴别细菌。

1.细菌在液体培养基中的生长现象

细菌在液体培养基中生长可出现三种现象。

（1）混浊：细菌在液体培养基中生长繁殖后，分散在液体中，使原本清亮透明的培养基呈均匀混浊状态。大多数细菌在液体培养基中呈现这种生长现象，如金黄色葡萄球菌。

（2）沉淀：培养液上层较清亮，细菌繁殖后在液体底部形成沉淀。多见于链状排列的细菌，如链球菌、炭疽芽孢杆菌等。

（3）菌膜：细菌集中在液体表面生长，从而形成一层膜状物，即菌膜。多见于生长时需要充足氧气的专性需氧菌，如铜绿假单胞菌等。

2.细菌在半固体培养基中的生长现象

由于琼脂含量少，半固体培养基质地稀软，有鞭毛的细菌仍可在其中游动，除沿穿刺线生长外，还可见穿刺线四周呈羽毛状或云雾状混浊。此为动力阳性。无鞭毛的细菌只能沿穿刺线呈明显的线状生长，穿刺线四周培养基透明澄清，为动力阴性。

细菌划线接种于固体培养基经培养后，可在培养基表面生长形成菌落（colony）或菌苔。菌落是由单个细菌分裂繁殖形成的肉眼可见的细菌集团。理论上一个菌落是由一个细菌繁殖后堆积而成的，因而当进行活菌计数时，可通过琼脂平板上形成的菌落数量来确定标本中的活菌数（用菌落形成单位 CFU 表示）。

不同种类的细菌在固体培养基上形成的菌落，其大小、形状、颜色、透明度（透明、半透明、不透明等）、表面（光滑、粗糙等）、湿润度（湿润、干燥等）、边缘（整齐、锯齿状、卷发状等）、气味、突起、黏度等方面各有差异。观察细菌的菌落特征，有助于鉴别细菌。

根据细菌菌落特征的差异，一般将菌落分为以下三种类型。

（1）光滑型菌落（smooth colony，S 型菌落）：菌落表面光滑、湿润、边缘整齐。新分离的细菌大多为光滑型菌落。

（2）粗糙型菌落（rough colony，R 型菌落）：菌落表面粗糙、干燥，呈皱纹或颗粒状，边缘不整齐。

R 型菌落多为 S 型细菌变异,失去表面多糖或蛋白质而形成,其细菌抗原不完整,毒力及抗吞噬能力比 S 型细菌弱。也有少数细菌新分离的毒力株为 R 型,如炭疽芽孢杆菌、结核分枝杆菌等。

(3)黏液型菌落(mucoid colony,M 型菌落):菌落表面光滑、湿润、有光泽,似水珠样。多见于有厚荚膜或丰富黏液层的细菌,如肺炎克雷伯菌等。

若将细菌培养于血琼脂平板上,由于各种细菌溶解红细胞的能力不一样,菌落周围可出现不同的溶血现象。常见的有以下三种情况:①α 溶血(又称草绿色溶血):菌落周围出现 1～2mm 的草绿色溶血环,溶血环中红细胞外形完整,可能是细菌代谢产物使红细胞中的血红蛋白变为高铁血红蛋白所致。②β 溶血(又称完全溶血):菌落周围出现一个完全透明的溶血环,是由细菌产生的溶血素使红细胞完全溶解所致。③γ 溶血(即不溶血):菌落周围培养基无变化,红细胞未发生溶解。另外,有些细菌在代谢过程中产生水溶性色素,使菌落周围培养基出现颜色变化(如铜绿假单胞菌产生水溶性绿色素,使培养基呈绿色),有些细菌产生脂溶性色素,使菌落本身呈现出颜色变化,还有的细菌在琼脂平板上生长繁殖后,可产生特殊气味,如铜绿假单胞菌产生生姜味,厌氧梭菌产生腐败恶臭味等。

第四节　细菌生化鉴定技术

细菌在新陈代谢过程中进行着各种生物化学反应,由于细菌所具有的酶系不尽相同,对底物的分解能力也不一样,因而其代谢产物也不同。用生物化学方法检测这些代谢产物,可帮助鉴定细菌,这种生化反应测定方法称为细菌的生化试验。在临床细菌检验工作中,除根据细菌的形态与染色及培养特性对细菌进行初步鉴定外,还往往利用细菌的生化试验进行进一步的鉴定,细菌的生化试验对绝大多数分离的未知菌属(或种)的鉴定具有重要作用。因此,掌握细菌生化反应的原理、方法及应用,对于鉴定和鉴别细菌具有重要意义。

细菌的生化试验的基本方法是,将已分离纯化的待检细菌,接种到含有特殊物质和指示剂的鉴别培养基中,通过观察细菌在培养基内的 pH 变化,或是否产生某种特殊的代谢产物,来判断细菌的生化反应结果。

一、糖类的代谢试验

(一)糖(醇、苷)类发酵试验

(1)原理:由于各种细菌含有发酵不同糖(醇、苷)类的酶,故对糖的分解能力及分解糖产生的终末产物各不相同,如有的能分解糖类产酸、产气,有的仅产酸,有的不能分解糖。故可利用此特点以鉴别细菌。

(2)方法:将分离的纯种细菌,以无菌操作接种到含有指示剂的糖(醇、苷)类发酵培养基中,35℃恒温箱培养 18～24h 观察结果。若用微量发酵管,或培养时间较长,应注意保持湿度,以免培养基干燥。

(3)结果:接种的细菌,若能分解培养基中的糖(醇、苷)类,则培养基中的指示剂呈酸性反应。若产气,则可使液体培养基中导管内或半固体培养基内出现气泡,可使固体培养基内有裂隙等现象。若不分解培养基中的糖(醇、苷)类,则培养基中除有细菌生长外,无其他变化。

(4)应用:发酵试验是鉴定细菌最主要和最基本的。

(二)葡萄糖氧化/发酵试验

(1)原理:根据细菌在分解葡萄糖的代谢过程中对氧需求的不同,将细菌分为氧化型、发酵型和产碱型三类。细菌在分解葡萄糖的过程中,必须有氧参加的,称为氧化型。氧化型细菌在无氧环境中不能分解葡萄糖。细菌在分解葡萄糖的过程中,可以进行无氧降解的,称为发酵型。发酵型细菌无论是在有氧环境还是在无氧环境都能分解葡萄糖。不分解葡萄糖的细菌称为产碱型。葡萄糖氧化/发酵试验亦称为 O/F 试验或 Hugh-Leifson(HL)试验,利用此试验可区分细菌的代谢类型。

(2)方法:取 2 支 Hugh-Leifson(HL)葡萄糖培养基,置沸水中水浴 10min 以驱逐培养基中的氧气,冷却后,将待检菌同时接种两支 HL 培养基,其中一支培养基滴加无菌的液体石蜡(或其他矿物油),使培养基与空气隔绝。另一支不加液体石蜡,培养基暴露于空气中。将培养基于 35℃培养 18~24h。

(3)结果:两支培养基均无变化,为产碱型;两支培养基均产酸(变黄),为发酵型;加液体石蜡的培养基不产酸,不加液体石蜡的培养基产酸,为氧化型。

(4)应用:主要用于肠杆菌科细菌与非发酵菌的鉴别,前者均为发酵型,而后者通常为氧化型或产碱型。也可用于葡萄球菌与微球菌之间的鉴别。

(三)甲基红试验

(1)原理:甲基红试验简称为 MR 试验。细菌发酵葡萄糖产生丙酮酸,丙酮酸之后的代谢途径因菌而异,有的细菌可产生大量的酸,使 pH 降至 4.4 以下,从而使培养基中的甲基红指示剂呈现红色反应。若细菌产酸量少或因产酸后进一步分解为其他物质(如醇、醛、酮、气体和水等),使培养基 pH 在 5.4 以上,则甲基红指示剂呈黄色。

(2)方法:将待检菌接种于葡萄糖蛋白胨水中,经 35℃培养 2~4 天,滴加甲基红试剂于培养液中(通常每 1mL 培养液滴加试剂 1 滴),观察结果。

(3)结果:培养液呈现红色为阳性,橘黄色为阴性。

(4)应用:本试验主要用于肠杆菌科的鉴别。

(四)伏普试验

(1)原理:伏普试验简称为 VP 试验。有些细菌在发酵葡萄糖产生丙酮酸后,能使丙酮酸脱羧,生成中性的乙酰甲基甲醇,乙酰甲基甲醇在碱性环境中被空气中的氧气氧化成二乙酰,二乙酰与培养基内蛋白胨中精氨酸所含的胍基反应,生成红色化合物。试验时,可加入 α-萘酚以及含胍基的肌酸或肌酐,以加速反应和增加试验的敏感性。

(2)方法:将待检菌接种于葡萄糖蛋白胨水培养基中,35℃培养 18~24h 后,按每 1mL 培养液加入甲液(50g/L 的 α-萘酚无水乙醇溶液)0.6mL、乙液(含 3g/L 肌酸或肌酐的 400g/L 氢氧化钾溶液)0.2mL。充分振摇试管,观察结果。

(3)结果:呈红色或橙红色反应为阳性。

(4)应用:VP 试验主要用于肠杆菌科细菌的鉴别。该试验可与甲基红试验联合使用,甲基红试验阳性的细菌,VP 试验通常为阴性。

(五)β-半乳糖苷酶试验

(1)原理:有的细菌可产生 β-半乳糖苷酶,能分解邻硝基酚 β-半乳糖苷(ONPG)而释放黄色的邻硝基酚,故该试验也称 ONPG 试验。

细菌分解乳糖依靠两种酶的作用:一种是半乳糖苷渗透酶,它位于细胞膜上,可运送乳糖分子渗入细胞;另一种为 β-半乳糖苷酶,它位于细胞内,能使乳糖水解成半乳糖和葡萄糖。具有上述两种酶的细菌,能在 24～48h 内发酵乳糖,而缺乏这两种酶的细菌,不能分解乳糖。乳糖迟缓发酵菌只有一半乳糖苷酶(胞内酶),而缺乏半乳糖苷渗透酶,因而乳糖进入细菌细胞很慢,故呈迟缓发酵现象。ONPG 结构和乳糖相似,分子较小,可迅速进入细菌细胞,被 β-半乳糖苷酶水解,释出黄色的邻位硝基苯酚,故由培养基液迅速变黄可测知 β-半乳糖苷酶的存在,从而确知该菌为乳糖迟缓发酵菌。

(2)方法:将被检细菌接种到 1%乳糖肉汤琼脂培养基上,35℃培养 18～24h。用接种环取菌落置于 0.25mL 生理盐水中制成菌悬液,加入 1 滴甲苯充分振摇,37℃水浴 5min,使酶释放,然后再加入 0.25mLONPG(配制后放 4℃冰箱中保存,应为无色,如呈黄色,则不应再用),混匀后,置于 37℃水浴,观察结果。

(3)结果:出现黄色者为阳性(一般在 20～30min 即显黄色);3h 后仍不出现黄色者为阴性。

(4)应用:本试验主要用于迟缓发酵乳糖菌株的快速鉴定。迅速及迟缓分解乳糖的细菌 PNPG 试验为阳性,而不发酵乳糖的细菌为阴性。

(六)七叶苷水解试验

(1)原理:某些细菌能分解七叶苷产生葡萄糖与七叶素,七叶素与培养基中的 Fe^{2+} 结合后,形成黑色的化合物,使培养基变黑。

(2)方法:将待检细菌接种到七叶苷培养基上,35℃培养 18～24h,观察结果。

(3)结果:培养基变黑色者为阳性,培养基不变色者为阴性。

(4)应用:七叶苷水解试验主要用于 D 群链球菌与其他链球菌的鉴别,前者阳性,后者阴性。亦可用于肠杆菌科细菌、其他革兰氏阴性菌及厌氧菌的鉴别。

二、蛋白质和氨基酸代谢试验

(一)靛基质(吲哚)试验

(1)原理:某些细菌含有色氨酸酶,能分解培养基中的色氨酸产生靛基质(吲哚),靛基质与对二甲基氨基苯甲醛反应,形成红色的玫瑰靛基质(玫瑰吲哚),故该试验也称为吲哚试验。

(2)方法:将待检菌接种于蛋白胨水培养基中,经 35℃培养 24～48h,取出后加入靛基质试剂(对二甲基氨基苯甲醛)数滴,轻摇后,观察两液面接触处的颜色。

(3)结果:两液面接触处呈红色为阳性,黄色为阴性。

(4)应用:靛基质试验主要用于肠杆菌科细菌的鉴定。如大肠埃希菌多为阳性,沙门菌属则为阴性。

(二)硫化氢生成试验

(1)原理:有些细菌能分解培养基中的含硫氨基酸(胱氨酸、半胱氨酸等)产生 H_2S,H_2S 与培养基中的 Fe^{2+}(或 Pb^{2+})反应生成黑色的硫化亚铁(或硫化铅)。

(2)方法:将待检细菌接种到含硫酸亚铁或醋酸铅的培养基中(培养基中可加入少量硫代硫酸钠,以保持还原环境,使硫化氢不被氧化),35℃培养 18～24h 后观察结果。

(3)结果:有黑色沉淀为阳性,无黑色沉淀为阴性。

(4)应用:硫化氢生成试验主要用于肠杆菌科菌属间的鉴定。沙门菌属、爱德华菌属、枸橼酸杆菌属、变形杆菌属的细菌大多为阳性,其他菌属多为阴性。

(三)尿素酶试验

(1)原理:有些细菌能产生尿素酶,可分解尿素生成氨和CO_2,氨在水溶液中形成碳酸铵,培养基呈碱性,使酚红指示剂显红色。

(2)方法:将待检菌接种于尿素培养基中,35℃培养18～24h,观察结果。

(3)结果:培养基呈红色反应的为阳性;不变色或呈黄色的为阴性。

(4)应用:尿素酶试验主要用于肠杆菌科细菌的属间鉴定,如变形杆菌属、摩根菌属为阳性,克雷伯菌属(能迟缓分解尿素)、肠杆菌科其他细菌多阴性。亦可用于幽门螺杆菌等的鉴定。

(四)苯丙氨酸脱氨酶试验

(1)原理:某些细菌能产生苯丙氨酸脱氨酶,使苯丙氨酸脱氨形成苯丙酮酸,苯丙酮酸与10%三氯化铁作用形成绿色化合物。

(2)方法:将待检菌接种于苯丙氨酸琼脂斜面上(接种量稍大),35℃培养18～24h后,在斜面上滴加4～5滴10%三氯化铁水溶液,使其自琼脂斜面上缓缓流下,充分与细菌接触。

该试验亦可采用快速纸片法,即用$1cm^2$大小的滤纸片浸泡于10%苯丙氨酸磷酸盐缓冲液(pH7.2～7.4)中,晾干备用。将待检菌涂布在纸片上,35℃培养15min,取出后滴加10%三氯化铁水溶液,立即观察结果。

(3)结果:呈绿色反应的为阳性,无色的为阴性。

(4)应用:苯丙氨酸脱氨酶试验主要用于肠杆菌科细菌的属间鉴定。变形杆菌属、摩根菌属及普罗维登斯菌属均为阳性,肠杆菌科的其他细菌为多阴性。

(五)氨基酸脱羧酶试验

(1)原理:某些细菌产生氨基酸脱羧酶,可分解氨基酸使其脱去羧基产生胺和CO_2,胺使培养基呈碱性。

(2)方法:将被检细菌接种到2支氨基酸脱羧酶培养基中(其中一支不含氨基酸,做对照管,另一支加有赖氨酸,或精氨酸,或鸟氨酸),再在培养基上覆盖一层灭菌液体石蜡,35℃培养18～24h。

(3)结果:对照管应呈黄色,测定管呈紫色(指示剂为溴甲酚紫)为阳性,呈黄色为阴性。若对照管呈现紫色则试验无意义,不能做出判断。

(4)应用:赖氨酸、鸟氨酸、精氨酸脱羧酶试验主要用于肠杆菌科细菌的鉴定。如沙门菌属中,除伤寒沙门氏菌和鸡沙门菌外,其余沙门菌属的赖氨酸、鸟氨酸脱羧酶试验均为阳性。志贺菌属中宋内志贺菌、痢疾志贺菌1型、鲍氏志贺菌13型赖氨酸、鸟氨酸脱羧酶试验均为阳性,其余志贺菌属的赖氨酸、鸟氨酸脱羧酶试验均为阴性。

三、碳源利用试验

(一)枸橼酸盐利用试验

(1)原理:某些细菌能利用培养基中的枸橼酸盐作为唯一的碳源,也能利用其中的铵盐作为唯一氮源。细菌生长过程中分解枸橼酸盐产生碳酸盐,分解铵盐生成氨,二者均能使培养基呈碱性,导致溴麝香草酚蓝指示剂显蓝色。

(2)方法:将待检菌接种于枸橼酸盐培养基中,35℃培养 24～48h,观察结果。如为阴性,应继续培养至第 4 天观察。

(3)结果:培养基呈深蓝色为阳性,阴性者培养基中无菌生长,仍为绿色。

(4)应用:枸橼酸盐利用试验主要用于肠杆菌科细菌属之间的鉴别。沙门菌属、克雷伯菌属、枸橼酸杆菌属、沙雷菌属等通常为阳性,埃希菌属、志贺菌属等为阴性。

(二)丙二酸盐利用试验

(1)原理:某些细菌可利用丙二酸盐作为唯一碳源,将丙二酸盐分解生成碳酸钠,使培养基变为碱性,溴麝香草酚蓝指示剂显蓝色。

(2)方法:将待检细菌接种到丙二酸钠培养基上,35℃培养 24～48h,培养后观察结果。

(3)结果:培养基呈深蓝色者的为阳性,培养基颜色不变者的为阴性。

(4)应用:丙二酸盐利用试验亦用于肠杆菌科细菌属之间的鉴别。克雷伯菌属为阳性,枸橼酸杆菌属、哈夫尼亚菌属及肠杆菌属中有的菌种也呈阳性,其他菌属为阴性。

四、酶类试验

(一)氧化酶(细胞色素氧化酶)试验

(1)原理:某些细菌具有氧化酶(细胞色素氧化酶),能将二甲基对苯二胺或四甲基对苯二胺氧化生成红色的醌类化合物,故该试验也称为细胞色素氧化酶试验。

(2)方法:取洁净滤纸条,蘸取被检细菌菌落,滴加氧化酶试剂(即 1%盐酸二甲基对苯二胺或 1%四甲基对苯二胺)1 滴于菌落上,或将试剂直接滴加在被检细菌的菌落上。此试验避免接触含铁物质,因遇到铁会出现假阳性。

(3)结果:阳性者立即出现红色,继而变为深红色至深紫色。

(4)应用:氧化酶试验主要用于肠杆菌科细菌与假单胞菌的鉴别,肠杆菌科细菌氧化酶试验阴性,假单胞菌为阳性。奈瑟菌属、莫拉菌属细菌也呈阳性反应。

(二)触酶(过氧化氢酶)试验

(1)原理:有的细菌具有触酶(过氧化氢酶),能催化过氧化氢生成水和新生态氧,继而形成氧分子出现气泡。

(2)方法:用接种环取被检细菌的菌落少许,置于洁净的玻片上,滴加 3%过氧化氢(或 30%过氧化氢)试剂 1～2 滴,观察结果。注意:本试验不宜用血琼脂平板上的菌落(易出现假阳性);试验时应做阳性和阴性对照;30%过氧化氢仅用于奈瑟菌属中淋病奈瑟菌与其他奈瑟菌的鉴别。

(3)结果:一分钟内产生大量气泡者为阳性,不产生气泡者为阴性。

(4)应用:触酶试验常用于革兰阳性球菌的初步分类。葡萄球菌属、微球菌属触酶试验为阳性,链球菌属触酶试验为阴性。

(三)硝酸盐还原试验

(1)原理:某些细菌能还原培养基中的硝酸盐为亚硝酸盐,亚硝酸盐与醋酸作用,生成亚硝酸,亚硝酸与对氨基苯磺酸作用生成重氮磺酸,再与 α-萘胺结合,生成 N-α-萘胺偶氮苯磺酸(红色化合物)。

(2)方法:将被检细菌接种于硝酸盐培养基中,35℃培养 18～24h,加入甲液(对氨基苯磺酸 0.8g、5mol/L 醋酸 100mL)和乙液(α-萘胺 0.5g、5moI/L 醋酸 100mL)的等量混合液(用时混合) 0.1mL,观察结果。

(3)结果:立即或于 10min 内出现红色者为阳性。若加入试剂不出现红色,需要检查硝酸盐是否被还原,可于培养管内加入少许锌粉,如无色,说明亚硝酸盐进一步分解,硝酸盐还原试验为阳性。若加锌粉后出现红色,说明锌使硝酸盐还原为亚硝酸盐,而待检细菌无还原硝酸盐的能力,硝酸盐还原试验为阴性。

(4)应用:硝酸盐还原试验可用于鉴定肠杆菌科细菌、假单胞菌及厌氧菌。如肠杆菌科的细菌、铜绿假单胞菌、嗜麦芽窄食单胞菌、韦荣球菌等硝酸盐还原试验呈阳性。

(四)凝固酶试验

(1)原理:金黄色葡萄球菌能产生凝固酶,可使血浆中的纤维蛋白原转变为不溶性的纤维蛋白。凝固酶有两种:一种是结合凝固酶,结合在细菌细胞壁上;另一种为分泌到菌体外的游离凝固酶。

(2)方法

①玻片法:取未稀释的兔血浆和生理盐水各 1 滴分别置于载玻片的两侧,挑取待检菌株少许分别与它们混合,立即观察结果。此法用于测定结合凝固酶。

②试管法:取 3 支洁净的试管,各加入 0.5mL 按 1:4 的比例稀释的新鲜兔血浆(或人血浆),在其中一支试管中加入 0.5mL 待检菌的肉汤培养物,另两支试管中分别加入 0.5mL 凝固酶阳性和阴性菌株肉汤培养物做对照,置 37℃水浴箱中孵育 1～4h 后观察结果。此法用于测定游离型凝固酶。

(3)结果

①玻片法:细菌在生理盐水中无自凝,菌液呈均匀混浊状态,则凝固酶试验为阴性;菌液聚集成团块或颗粒状,则凝固酶试验为阳性。

②试管法:细菌使试管内血浆凝固成胶冻状,则凝固酶试验为阳性;试管内血浆能流动不凝固,则凝固酶试验为阴性。

(4)应用:凝固酶试验主要用于葡萄球菌的鉴定,金黄色葡萄球菌凝固酶试验为阳性。

(五)DNA 酶试验

(1)原理:某些细菌产生 DNA 酶,能分解培养基中的 DNA,使长链 DNA 水解成寡核苷酸链。因为长链 DNA 可被酸沉淀,寡核苷酸链则溶于酸,在琼脂平板上加入酸后,寡核苷酸链溶于其中,故菌落周围形成透明环。

(2)方法:将被检细菌接种到 DNA 琼脂平板上,35℃培养 18～24h 后,在板表面滴加一层 1mol/L 盐酸,厚度使菌落浸没。

(3)结果:菌落周围出现透明环者为阳性;无透明环者为阴性。

(4)应用:DNA 酶试验可用于葡萄球菌、沙雷菌及变形杆菌的鉴定,三者均为阳性。

第三章　临床常见微生物检验

第一节　病原性球菌检测

一、葡萄球菌属

(一)标本采集

根据葡萄球菌感染所致的疾病不同,可采集脓汁、渗出液、伤口分泌物、血液、尿液、粪便、痰液以及脊髓液等。

(二)检验方法及鉴定

1.直接镜检

无菌取脓汁、痰、渗出物和脑脊液(离心后取沉渣)涂片,经革兰氏染色后镜检,如为革兰氏阳性球菌呈葡萄状排列,可初步报告为:"找到革兰氏阳性葡萄状排列球菌,疑为葡萄球菌"。

2.分离培养

血液标本(静脉血约 5mL)注入 50mL 葡萄糖肉汤或含硫酸镁肉汤增菌培养,迅速摇匀,以防凝固,置 35℃,一般于 24h 后开始观察有无细菌生长,若均匀混浊,溶血及胶冻状生长,则接种于血琼脂,进一步鉴定,若无细菌生长,于 48～72h 后自行观察(一般以 7 天为限),并接种血琼脂,以确定有无细菌生长。血液标本也可注入血培养瓶培养。

脓汁、尿道分泌物、脑脊液离心沉淀物,通常可直接接种血琼脂。35～37℃18～24h,可见直径 2～3mm,产生不同色素的菌落。金黄色葡萄球菌在菌落周围有透明的溶血环。

尿液标本,必要时作细菌落计数。

粪便、呕吐物应接种高盐卵黄或高盐甘露醇琼脂平板,经 35℃18～24h 培养,可形成细小菌落,48h 后形成典型菌落。

3.鉴定试验

(1)触酶试验:细菌产生的过氧化氢酶催化双氧水生成水和氧气,产生气泡。方法:取营养琼脂上的菌落置于洁净试管内或洁净玻片上,滴加 3% H_2O_2 溶液数滴,观察结果,如立即(1min 内)有大量气泡产生为阳性,不产生或气泡量少为阴性。葡萄球菌属为触酶阳性。

(2)血浆凝固酶试验:血浆凝固酶是金黄色葡萄球菌所产生的一种与其致病力有关的侵袭性酶,分游离型和结合型两种。其作用是使血浆中的纤维蛋白在菌体表面沉积和凝固以阻碍吞噬细胞的吞噬。可分别用试管法和玻片法检测。玻片法用于粗筛,若玻片法为可疑或阴性结果,还需用试管法确证。使用的血浆为 EDTA 抗凝兔血浆。

(3)甘露醇发酵试验。

(4)新生霉素敏感试验。凝固酶阴性的葡萄球菌的鉴别,采用新生霉素敏感试验。一般新生霉素耐药者多为腐生葡萄球菌,敏感者为表皮葡萄球菌。

(5)同时进行体外药物敏感试验,其中对苯唑西林的敏感性测试是必需的,由此可将葡萄球菌分为苯唑西林敏感的葡萄球菌(MSS)和苯唑西林耐药的葡萄球菌(MRS)。NCCLS/CLSI 推荐用头孢西丁纸片法检测 mecA 基因介导对苯唑西林耐药的葡萄球菌。同时,还有必要测试 β-内酰胺酶以及对万古霉素的敏感性。

金黄色葡萄球菌:触酶试验阳性、血浆凝固酶试验阳性、甘露醇发酵试验阳性、对新生霉素敏感。

表皮葡萄球菌:触酶试验阳性、血浆凝固酶试验阴性、对新生霉素敏感。

腐生葡萄球菌:触酶试验阳性、血浆凝固酶试验阴性、对新生霉素耐药。

报告:检出"XXX 葡萄球菌"。

4.耐药性检测

耐甲氧西林的金葡菌(MRSA),耐甲氧西林的表葡菌(MRSE),耐万古的金黄色葡萄球菌(VRSA),耐万古的表皮葡萄球菌(VRSE)。

5.临床意义

葡萄球菌感染的特点是感染部位组织的化脓、坏死和脓肿形成。金黄色葡萄球菌、表皮葡萄球菌和腐生葡萄球菌是引起临床感染最常见的葡萄球菌。

(1)金黄色葡萄球菌常引起疖、痈、外科伤口、创伤的局部化脓性感染,播散入血后可引起深部组织的化脓性感染。此外,其产生的肠毒素可引起食物中毒,表现为急性胃肠炎。主要致病物质有血浆凝固酶、葡萄球菌溶血素、杀白细胞素、肠毒素、表皮溶解毒素和毒性休克综合征毒素等。

(2)表皮葡萄球菌是存在于皮肤的正常栖居菌,由于各种导管植入和人造组织的使用,该菌已成为医院感染的重要病原菌,它是导致血培养污染的常见细菌之一。

(3)腐生葡萄球菌是导致尿路感染的常见病原菌之一。

二、链球菌属

链球菌属为触酶阴性,兼性厌氧,呈圆形或卵圆形的革兰氏阳性球菌,在液体培养基中生长时易形成长链而表现为沉淀生长(但肺炎链球菌为混浊生长)。

(一)标本采集

根据链球菌感染所致疾病不同,可采集脓汁、咽拭、痰、血、尿等标本。

(二)检验方法及鉴定

1.直接镜检

革兰氏染色,如符合链球菌的形态特征可初报。

2.直接检测抗原

3.分离培养

血液标本,以无菌操作取两份血液各 8～10mL,分别注入肉汤培养基,分别置需氧和厌氧环境中增菌,有细菌生长,然后分别接种于两个血平板,置需氧和厌氧环境中培养。脓汁和咽拭标本接种血平板并涂片染色镜检,若形态酷似链球菌,并革兰氏阳性,可初报。上述的培养物经 35℃18～24h 培养后,观察菌落特征和溶血情况。链球菌的菌落通常较小,透明或半透明,似针尖大小、凸起,菌落周围可出现 α-溶血或 β-溶血,也可不出现溶血。然后取可疑菌落经涂片、染色镜检证实。甲型溶血性链球菌和肺炎链球菌可产生 α-溶血,它们的菌落形态非常相似,应予以区别。猪链球菌在羊血平板上为 α-溶血,在兔血平板上呈 β-溶血。

4.鉴定

(1)胆汁七叶苷试验:因 D 群链球菌(非 D 群阳球菌)能在 40％胆汁培养基中生长,并可分解七叶苷,使培养基变黑。

(2)Optochin 敏感性试验:几乎所有的肺炎链球菌菌株都对 Optochin 敏感,而其他链球菌通常不被其所抑制。

(3)马尿酸盐水解试验:B 群链球菌具有马尿酸氧化酶,使马尿酸水解。

(4)CAMP 试验:羊血平板上 B 群链球菌与金葡菌协同形成箭头状溶血。

(5)杆菌肽敏感试验:化脓性链球菌为阳性。

经涂片染色,分离培养和鉴定试验后即可报告:"检出 XXX 链球菌"。

三、肺炎链球菌

肺炎链球菌属链球菌科,链球菌属。检验方法及鉴定

1.直接涂片检查

除血液标本,其他标本均可作直接涂片检查。经革兰氏染色,镜检见革兰氏阳性矛尖状双球菌。

2.分离培养

血液、脑脊液需增菌培养,经葡萄糖硫酸镁肉汤增菌后,肺炎链球菌可呈均匀混浊,而且有绿色荧光。无需增菌培养的脓汁或脑脊液沉渣接种于血琼脂,置 5％～10％CO_2 环境中,经 35℃18～24h 培养后观察菌落,并取可疑菌落作进一步鉴定。

3.鉴定试验

(1)胆汁溶解试验:阳性。

(2)菊糖发酵试验:阳性。

(3)动物试验:小白鼠对肺炎链球菌极为敏感。

(4)荚膜肿胀试验:阳性。

(5)Optochin 敏感试验:阳性。

四、肠球菌属

肠球菌属是肠道的正常栖居菌,对营养要求较高。在血平板上主要表现为 γ-溶血和 α-溶血,需氧或兼性厌氧。触酶阴性,多数肠球菌能水解吡咯烷酮-β-萘基酰胺(PYR)。与同科链球菌的显著区别在于肠球菌能在高盐(6.5％NaCl)、高碱(pH9.6)、40％胆汁培养基上和 10～45℃环境下生长,并对许多抗菌药物表现为固有耐药。如复方增效磺胺、头孢菌素、克林霉素和低浓度的氨基糖苷类。目前,肠球菌是革兰氏阳性菌中仅次于葡萄球菌属的重要医院感染病原菌,其所致感染中最常见的为尿路感染,其次为腹部和盆腔等部位的创伤和外科术后感染。临床上分离率最高的是粪肠球菌,其次是屎肠球菌。粪肠球菌的某些菌株在马血、兔血平板上出现 β 溶血环。

(一)微生物学检查

合理采取相应标本,如尿液、脓汁、胆汁、分泌物或血液等,以直接涂片进行初步检查。分离培养后,挑取可疑菌落,进行涂片、染色、镜检、触酶试验、胆汁七叶苷试验和 6.5％NaCl 耐受试验,可

鉴定到属。如鉴定到种还需进行必要的生化试验。对具有临床意义的肠球菌应进行体外药敏试验,一般要测试对 β-内酰胺类尤其是青霉素类(如青霉素、氨苄西林)、万古霉素和氨基糖苷类(如庆大霉素)的敏感性,耐万古霉素肠球菌(VRE)国外检出率较国内高。根据对庆大霉素的敏感性水平,可将庆大霉素耐药的肠球菌分为庆大霉素高水平耐药菌株和庆大霉素低水平耐药株。同时,也应对 β-内酰胺酶进行测试。

(二)临床意义

常可引起尿路感染,其中大部分为医院感染,还可以引起老年人及有严重基础病患者败血症。另外,也可以引起腹腔感染、胆管炎及心内膜炎,脑膜炎少见。

(三)结果评价

由于肠球菌属的种间药物敏感性差异较大,所以临床标本中分离出的肠球菌一般应鉴定到种。药敏结果中必须注明 β-内酰胺类(如青霉素 G、氨苄西林)的敏感性。庆大霉素的耐药水平(是否为高水平耐药)、万古霉素的敏感性以及 β-内酰胺酶测试结果。

五、奈瑟菌属

奈瑟菌属为一大群革兰氏阴性双球菌,无鞭毛,无芽孢,有菌毛。专性需氧,氧化酶阳性。本属主要有 9 个种,其中对人致病的是脑膜炎奈瑟菌和淋病奈瑟菌。

(一)脑膜炎奈瑟菌

脑膜炎奈瑟菌,简称脑膜炎球菌,是引起流行性脑脊髓膜炎(简称流脑)的病原体。

1.微生物学检查

(1)标本采集:血液、瘀斑渗出液、脑脊液、鼻咽分泌物。因本菌能产生自溶酶,易自溶,故采集的标本不宜置于冰箱,应立即送检。

(2)检验方法及鉴定

直接涂片检查:取脑脊液离心后沉淀物涂片或刺破瘀斑血印片,干燥固定后革兰氏染色,若发现中性粒细胞内(或胞外)革兰氏阴性双球菌,呈肾形成对排列,可初报。

分离培养:将标本葡萄糖肉汤增菌培养液直接接种于血琼脂平板、巧克力琼脂或 EPV 琼脂,置 5%～10%CO_2 环境中,35～37℃培养 18～24h 后可见圆形、灰褐色、湿润、光滑、边缘整齐、直径 1～2mm 的小菌落,经涂片证实为革兰氏阴性双球菌,并进一步根据相应的生化反应等试验予以鉴定。

鉴定:该菌的鉴定主要通过氧化酶、糖类发酵和血清学等试验。①细菌染色形态。②氧化酶试验阳性。③触酶试验阳性。④分解葡萄糖、麦芽糖产酸不产气。⑤荚膜多糖抗原直接凝集试验。直接镜检形态为革兰氏染色阴性双球菌时可初报,经分离培养后见菌落特征典型、生化反应能力弱,只分解葡萄糖、麦芽糖、产生少量酸,氧化酶试验阳性。血清凝集试验阳性,即可报告"检出脑膜炎奈瑟菌"。

2.临床意义

脑膜炎奈瑟菌是流行性脑脊髓膜炎的病原菌。存在于携带者或患者的鼻咽部,借飞沫经空气传播,冬末春初为流行高峰。

3.治疗原则

青霉素 G 为首选,三代头孢对脑膜炎奈瑟菌也具有很强的抗菌活性。青霉素过敏的患者可考虑选用三代头孢或氯霉素。

（二）淋病奈瑟菌

淋病奈瑟菌简称淋球菌,是淋病的病原体,人类是其唯一的天然宿主和传染源。

1.微生物学检验

（1）标本采集:脓性分泌物、尿道拭子、宫颈口分泌物、结膜分泌物、血液。

（2）检验方法及鉴定:

直接涂片检查:收集标本后立即涂片、革兰氏染色,镜检时见中性粒细胞内数对革兰氏阴性双球菌,可初诊。

分离培养:细菌培养仍是目前世界卫生组织推荐的筛选淋病患者的唯一方法。所采集的标本应及时接种含有两种以上抗生素（万古霉素和多粘菌素等）的营养培养基上。淋球菌对培养基的营养要求很高,且对冷、热、干燥和消毒剂抵抗力低,故采样后须立即接种于预温的选择性培养基和非选择性培养基中,如巧克力平板,置于含 $5\%\sim10\%$ 的二氧化碳环境中,35℃培养48h,取小而透明似水滴状、无色素易乳化菌进一步鉴定。

鉴定:取可疑菌落进行涂片,革兰氏染色镜检。若见革兰氏阴性双球形,可用以下方法相鉴别:①生化反应。氧化酶阳性,仅分解葡萄糖产酸。②免疫学方法:荧光抗体染色法、协同凝集试验。③核酸探针杂交法。氧化酶试验阳性,可初判,并进行相关的生化反应,如仅发酵葡萄糖而不发酵麦芽糖与蔗糖,以及 $30\%H_2O_2$ 试验阳性可与脑膜炎奈瑟菌等相鉴别。

2.临床意义

淋病奈瑟菌是常见的性传播疾病淋病的病原菌,主要通过性接触直接侵袭感染泌尿生殖道、口咽部及肛门直肠的黏膜。如单纯性淋病、盆腔炎、淋菌性结膜炎。

六、卡他布兰汉菌

本菌为革兰氏阴性双球菌,直径 $0.6\sim1.0\mu m$,无芽孢,无鞭毛,形态上不易与脑膜炎奈瑟菌鉴别,营养要求不高,在普通培养基上 $18\sim20℃$ 即可生长,借此可与脑膜炎奈瑟菌鉴别。需氧,菌落光滑,直径 $1\sim3mm$,不透明,灰白色,菌落易从培养基上刮下。氧化酶和触酶阳性,产 DNA 酶,大部分菌株还原硝酸盐和亚硝酸盐,借此可与奈瑟菌属相鉴别。可致中耳炎、鼻窦炎、肺炎。

第二节 肠杆菌科检验

一、概述和通性

肠杆菌科是由多个菌属组成,其生物学性状相似,均为革兰氏阴性杆菌。这些细菌常寄居在人和动物的消化道并随粪便等排泄物排出体外,广泛分布于水和土壤中。大多数肠道杆菌属于正常菌群。当机体免疫力降低或其侵入肠道外组织时成为条件致病菌而引起疾病。其中包括常引起腹泻和肠道感染的细菌（埃希菌属、志贺菌属、沙门菌属、耶尔森菌属）和常导致院内感染的细菌（枸橼酸杆菌属、克雷伯菌属、肠杆菌属、多源菌属、沙雷菌属、变形杆菌属、普罗维登菌属和摩根菌属),以及一些在一定条件下偶可引起临床感染的细菌。

(一)分类

肠杆菌科细菌的种类繁多,主要根据细菌的形态、生化反应、抗原性质以及核酸相关性进行分类。根据《伯杰系统细菌学手册》(1984 年),将肠杆菌科的细菌分为 20 个属,即埃希菌属、志贺菌属、沙门菌属、枸橼酸杆菌属、克雷伯菌属、肠杆菌属、沙雷菌属、哈夫尼亚菌属、爱德华菌属、普罗维登斯菌属、变形杆菌属、摩根菌属、耶尔森菌属等。

(二)生物学特性

1.形态与染色

肠杆菌科的细菌均为革兰氏阴性杆菌,其菌体大小为$(1.0\sim6.0)\mu m \times (0.3\sim1.0)\mu m$。多数有周鞭毛,能运动,少数菌属如志贺菌属和克雷伯菌属无鞭毛,无运动能力,均不形成芽孢,少数菌属细菌可形成荚膜。

2.培养和生化反应

需氧或兼性厌氧,营养要求不高,在普通琼脂培养基和麦康凯培养基上均能生长并形成中等大小的菌落,表面光滑,液体培养基中呈混浊生长。发酵葡萄糖产酸、产气,触酶阳性,除少数菌外,氧化酶阴性。硝酸盐还原为亚硝酸盐,但欧文菌属和耶尔森菌属的某些菌株例外。

3.抗原构造

肠杆菌科细菌的抗原构造复杂,包括菌体(O)抗原、鞭毛(H)抗原和表面抗原(如 Vi 抗原、K 抗原)3 种。O 抗原和 H 抗原是肠杆菌科血清学分群和分型的依据。表面抗原为包绕在 O 抗原外的不耐热的多糖抗原,可阻断 O 抗原与相应抗体之间的反应,加热处理能破坏其阻断作用。

4.变异

包括菌落 S-R 变异和鞭毛 H-O 变异。肠道杆菌易出现变异菌株,表现为耐药性或生化反应性质的改变。肠道杆菌易变异在细菌学诊断,治疗方面具有重要意义。

5.抵抗力不强

加热 60℃,30min 即被杀死。不耐干燥,对一般化学消毒剂敏感。对低温有耐受力,能耐胆盐。

6.肠杆菌科的初步分类

可根据苯丙氨酸脱氨酶试验和葡萄糖酸盐试验(也可用 V-P 试验)将肠杆菌科初步分为三大类。

(三)致病性

肠杆菌科细菌种类多,可引起多种疾病:

1.伤寒和副伤寒

由伤寒沙门氏菌和副伤寒沙门菌引起。

2.食物中毒

由部分沙门菌(如丙型副伤寒沙门菌、鼠伤寒沙门菌)或变形杆菌引起。

3.细菌性痢疾

由志贺菌引起。

4.其他感染

大肠埃希菌、变形杆菌及克雷伯菌等条件致病菌可引起泌尿生殖道、伤口等部位的感染。

(四)微生物学检验

1.分离培养

将粪便或肛拭标本立即接种在肠道菌选择培养基上或先增菌后再分离;血、尿或脓汁等其他标本原则上不使用选择培养基。分离纯菌后,根据菌落特点,结合革兰氏染色及氧化酶反应结果做进一步鉴定。

2.鉴定

(1)初步鉴定:原则如下:①确定肠杆菌科的细菌,应采用葡萄糖氧化-发酵试验及氧化酶试验与弧菌科和非发酵菌加以鉴别。②肠杆菌科细菌的分群,多采用苯丙氨酸脱氨酶和葡萄糖酸盐试验,将肠杆菌科的细菌分为苯丙氨酸脱氨酶阳性、葡萄糖酸盐利用试验阳性和两者均为阴性反应三个类群。③选择生化反应进行属种鉴别。

很多临床实验室习惯将选择培养基或鉴别培养基上的可疑菌落分别接种克氏双糖铁琼脂(KIA)和尿素-靛基质-动力(MIU)复合培养基管中,并根据其六项反应结果,将细菌初步定属。

(2)最后鉴定:肠杆菌科各属细菌的最后鉴定是根据生化反应的结果定属、种,或再用诊断血清做凝集反应才能做出最后判断。

二、埃希菌属

埃希菌属包括 5 个种,即大肠埃希菌、蟑螂埃希菌、弗格森埃希菌、赫尔曼埃希菌和伤口埃希菌。临床最常见的是大肠埃希菌。

大肠埃希菌俗称大肠杆菌,是人类和动物肠道中的正常菌群。

(一)所致疾病

1.肠道外感染

以泌尿系统感染中常见,高位严重尿道感染与特殊血清型大肠埃希菌有关,还与菌血症、胆囊炎、腹腔脓肿有关。

2.肠道感染

引起肠道感染的大肠埃希菌有下列五个病原群。

(1)肠产毒性大肠埃希菌(ETEC):引起霍乱样肠毒素腹泻(水泻)。

(2)肠致病性大肠埃希菌(EPEC):主要引起婴儿腹泻。

(3)肠侵袭性大肠埃希菌(EIEC):可侵入结肠黏膜上皮,引起志贺样腹泻(黏液脓血便)。

(4)肠血血性大肠埃希菌(EHEC):又称产志贺样毒素(VT)大肠埃希氏菌(SLTEC 或 UTEC),其中 O_{157}:H_7 可引起出血性大肠炎和溶血性尿毒综合征(HUS)。临床特征为严重的腹痛、痉挛,反复出血性腹泻,伴发热、呕吐等。严重者可发展为急性肾衰竭。

(5)肠黏附性大肠埃希菌(EAggEC):也是新近报道的一种能引起腹泻的大肠埃希菌。

3.CDC 将大肠埃希氏菌 O_{157}:H_7 列为常规检测项目

EHEC 的血清型>50 种,最具代表性的是 O_{157}:H_7。在北美许多地区,O_{157}:H_7 占肠道分离病原菌的第二或第三位,是从血便中分离到的最常见的病原菌,分离率占血便的 40%,6、7、8 三个

月 O_{157}：H_7 感染的发生率最高，且 O_{157}：H_7 是 4 岁以下儿童急性肾功衰的主要病原菌，所以，CDC 提出应将大肠埃希氏菌 O_{157}：H_7 列为常规检测项目。

(二)微生物学检验

1.标本采集

肠道感染可采集粪便,肠道外感染可根据临床感染情况采集中段尿液、血液、脓汁、胆汁、脑脊液、痰、分泌液等。

2.检验方法及鉴定

(1)涂片与镜检:脓汁及增菌培养物发现单一革兰氏阴性杆菌,可初步报告染色、形态、性状供临床用药参考。

(2)分离培养:粪便标本可用弱选择鉴别培养基进行分离,脓汁等可用血平板分离,取可疑菌落进行形态观察及生化反应。

(3)鉴定

初步鉴定:根据菌落特征,涂片染色的菌形及染色反应,取纯培养物作生化反应。凡符合 KIA/A 或 K/A、产气或不产气、H_2S-、MIU:动力＋或－、吲哚＋、脲酶－,甲基红＋,硝酸盐还原＋,VP－,氧化酶－,枸橼酸盐－,可鉴定为大肠埃希菌。

最后鉴定:一般常规检验做到上述初步鉴定即可,必要时可做系列生化反应最后鉴定。其中主要的鉴定试验为:氧化酶阴性、发酵葡萄糖产酸产气或只产酸、发酵乳糖产酸产气或迟缓发酵产酸、不发酵肌醇、IMViC反应为＋＋－－(占 94.6％)、脲酶阴性、H_2S 阴性、苯丙氨酸脱氨酶阴性、硝酸盐还原阳性、动力多数阳性。

某些大肠埃希菌,尤其是无动力的不发酵乳糖株,应与志贺菌相鉴别,两者的主要鉴别试验可用醋酸钠和葡萄糖铵利用试验及黏质酸盐产酸三种试验。大肠埃希菌均为阳性,而志贺菌均为阴性。

肠道内感染还需做血清分型、毒素测定或毒力试验。食物、饮料、水等卫生细菌学检查,主要进行大肠菌群指数检测。

血清学鉴定:①EPEC的血清学鉴定。②EIEC的血清学鉴定。

ETEC毒素的检测:采用改良 Elek 法测定 LT 并采用乳鼠胃内灌注法检测 ST。

EHEC 的血清学鉴定。

EAFC 的鉴定:检测细菌对 HFP-2 细胞或 Hela 细胞的黏附性。

三、志贺菌属

志贺菌属是人类细菌性痢疾最常见的病原菌,通称痢疾杆菌。根据生化反应与血清学试验该属细菌分为痢疾、福氏、鲍氏和宋内志贺菌四群,CDC 分类系统(1989)将生化性状相近的 A、B、C 群归为一群,统称为 A、B、C 血清群,将鸟氨酸脱羧酶和 β-半乳糖苷酶均阳性的宋内志贺菌单列出来。我国以福氏和宋内志贺菌引起的菌痢最为常见。

(一)所致疾病

①急性菌痢。②中毒性菌痢。③慢性菌痢。

(二)微生物学检验

1.标本采集

尽可能在发病早期及治疗前采集新鲜粪便,选择脓血便或黏液便,必要时可用肛拭子采集。

2.检验方法及鉴定

(1)分离培养:取粪便(黏液或脓血部分)或肛拭标本接种 GN 肉汤增菌及再进行分离培养。一般同时接种强弱选择性不同的两个平板。强选择鉴别培养基可用沙门、志贺菌选择培养基(SS);弱选择培养基可用麦康凯或中国蓝培养基。培养 18～24h 后选取可疑菌落进行下列鉴定。

(2)鉴定

初步鉴定:挑选可疑菌落 3～4 个先用志贺菌属多价诊断血清做试探性玻片凝集试验。将试探性凝集试验阳性的菌落至少接种 2～3 支 KIA 和 MIU,经 35℃培养 18～24h,凡符合 KIA:K/A、产气－/＋、H_2S－,MIU:动力－、吲哚＋/－、脲酶－,氧化酶－,并结合试探性玻片凝集试验阳性结果可鉴定为志贺菌属。

最后鉴定:增加甘露醇(＋/－)、蔗糖(－/＋)(宋内志贺菌迟缓阳性)、柠檬酸盐(－)、苯丙氨酸脱氨酶(－)、ONPG 及鸟氨酸脱羧酶(－)(宋内志贺菌为阳性);用志贺菌属的诊断血清作群型鉴定。A 群痢疾志贺菌,甘露醇阴性,10 个血清型。B 群福氏志贺菌,有 6 个血清型和 X、Y 各 2 变型。C 群鲍特志贺菌,15 个血清型。D 群宋内志贺菌,仅有一个血清型,有光滑型(S)和粗糙型(R)两种菌落。

3.与大肠埃希菌的鉴别

(1)无动力,不发酵乳糖,靛基质阴性,赖氨酸阴性。

(2)发酵糖产酸不产气(福氏志贺菌 6 型、鲍氏志贺菌 13 和 14 型、痢疾志贺菌 3 型除外)。

(3)分解黏液酸,在醋酸盐和枸橼酸盐琼脂上产碱。

4.与类志贺邻单胞菌和伤寒沙门氏菌的鉴别

可用动力和氧化酶试验加以鉴别,志贺菌均为阴性,而类志贺邻单胞菌为阳性。伤寒沙门氏菌硫化氢和动力阳性,能与沙门菌属因子血清(O 多价 A～F 群或 Vi)凝集而不与志贺菌属因子血清凝集。

(三)临床意义

致病因素为侵袭力、内毒素及外毒素(志贺菌 A 群/Ⅰ型和Ⅱ型产生志贺毒素,其有细胞毒、肠毒素、神经毒)。可引起人类细菌性痢疾,其中可分急性、慢性两种,小儿易引起急性中毒性痢疾。慢性菌痢可人—人传播,污染水和食物可引起暴发流行。

(四)防治原则

预防的主要措施是防止进食被污染的食品、饮料及水,及早发现,及早积极治疗携带者。临床治疗要根据体外药敏试验结果选用抗生素及其他抗痢疾药物,保持水和电解质平衡。对于中毒性菌痢患者应采取综合性治疗措施,如升压、抗休克、抗呼吸衰竭等。

四、沙门菌属

(一)致病性

致病因素有侵袭力、内毒素和肠毒素 3 种。临床上可引起胃肠炎、肠热症、菌血症或败血症等。其中肠热症属法定传染病。

(二)微生物学检查

1.标本采集

根据不同疾病采取不同的标本进行分离与培养。肠热症的第一、二周采血液,第二、三周采粪便与尿液。整个病程中骨髓分离细菌阳性率较高。食物中毒采集食物与粪便。

2.检查方法及鉴定

(1)分离培养

粪便:一般将粪便或肛拭直接接种于 SS 和麦康凯平板上,用两种培养基的目的是为提高标本的阳性检出率。

血液和骨髓:抽取患者血液 5mL 或骨髓 0.5mL,立即接种于含 0.5％胆盐肉汤或葡萄糖肉汤 5mL 试管中进行增菌,48h 将培养物移种到血平板和肠道鉴别培养基上,若有细菌生长取菌涂片革兰氏染色并报告结果。对增菌培养物连续培养 7 天,仍无细菌生长时,则报告阴性。

尿液:取尿液 2～3mL 经硫磺酸盐肉汤增菌后,再接种于肠道菌选择培养基或血平板上进行分离培养,亦可将尿液离心沉淀物分离培养。

(2)鉴定:沙门菌属的鉴定与志贺菌属相同,需根据生化反应和血清学鉴定两方面进行。

初步鉴定:如为革兰氏阴性杆菌时作氧化酶试验,阴性时,挑取可疑菌落分别移种于 KIA 和 MIU 上,并作生化反应。以沙门菌多价诊断血清作玻片凝集试验。凡符合 KIA:K/A、产气＋/－、H_2S＋/－,MIU:动力＋、吲哚－、脲酶＋,氧化酶－,触酶＋,硝酸盐还原＋,以沙门菌多价血清作玻片凝集试验阳性,鉴定为沙门菌属。

最后鉴定:沙门菌血清学鉴定主要借助于沙门菌 O 抗原多价血清与 O、H、Vi 抗原的单价因子血清。

(3)血清学诊断:肥达试验,用已知的伤寒沙门菌 O、H 抗原,副伤寒甲、乙 H 抗原稀释后与被检血清作定量凝集试验,以检测患者血清中抗体的含量,来判断机体是否受沙门菌感染而导致肠热症并判别沙门菌的种类。

(三)防治原则

加强饮食卫生,防止污染食品及水源经口感染;携带者的积极治疗;皮下注射死菌苗或口服减毒活菌苗是预防沙门菌属细菌传染的几个主要措施。

五、变形杆菌属、普罗维登斯菌属及摩根菌属

变形杆菌属包括四个种,即普通变形杆菌、奇异变形杆菌、产黏变形杆菌和潘氏变形杆菌。普罗维登斯菌属有四个种,即产碱普罗维登斯菌、斯氏普罗维登斯菌、雷氏普罗维登斯菌和鲁氏普罗维登斯菌。摩根菌属只有一个种,即摩根菌。

这三个属的细菌为肠道寄居的正常菌群,在一定条件下能引起各种感染,也是医源性感染的重要条件致病菌。

(一)致病性

1.变形杆菌属

普通变形杆菌和奇异变形杆菌引起尿道、创伤、烧伤的感染。普通变形杆菌可引起多种感染及食物中毒;奇异变形杆菌还可引起婴幼儿肠炎。产黏变形杆菌尚无引起人类感染的报道。本菌属

细菌具 O 抗原及 H 抗原,普通变形杆菌 OX19、OX2、OXk 的菌体抗原与某些立克次体有共同抗原,这就是外-斐(Weil-Fclix)反应,是用以诊断某些立克次体病的依据。

2.普罗维登斯菌

本属菌可引起烧伤、创伤与尿道感染。

3.摩根菌属

本属细菌为医源性感染的重要病原菌之一。

(二)微生物学检验

1.标本采集

根据病情采集尿液脓汁、伤口分泌物及婴儿粪便等。

2.检验方法及鉴定

(1)直接涂片:尿液、脑脊液、胸腹水等离心沉淀后,取沉淀物涂片;脓液和分泌液可直接涂片,行革兰氏染色后,观察形态及染色性。

(2)分离培养:将各类标本分别接种于血琼脂平板和麦康凯或伊红亚甲蓝(EMB)琼脂平板,或 SS 琼脂和麦康凯或 EMB 琼脂平板上,经 35℃孵育 18～24h 后挑选菌落。为了抑制变形杆菌属菌的迁徙生长,可于血琼脂中加入苯酚或苯乙醇,使其最终浓度为 1g/L 和 0.25%,这并不影响其他细菌的分离。变形杆菌属在血琼脂上呈迁徙生长,在肠道菌选择培养基上形成不发酵乳糖菌落,在 SS 琼脂上常为有黑色中心的菌落。

(3)鉴定:接种前述生化培养基,并做氧化酶试验,进行此三个属和属、种鉴定。

六、耶尔森菌属

耶尔森菌属包括 7 个种,其中鼠疫耶尔森菌、假结核耶尔森菌和小肠结肠炎耶尔森菌与人类致病有关。

(一)鼠疫耶尔森菌

鼠疫耶尔森菌俗称鼠疫杆菌,是烈性传染病鼠疫的病原菌。鼠疫是自然疫源性传染病,通过直接接触染疫动物或节肢动物叮咬而感染。临床常见腺鼠疫、败血型鼠疫和肺鼠疫。

微生物学检验:

1.标本采集

主要采集血液、痰和淋巴结穿刺液。

2.检验方法及鉴定

鼠疫耶尔森菌为甲类病原菌,传染性极强,故应严格遵守检验操作规程,要求实验室有隔离设施,防鼠、防蚤和严密的个人防护措施;用过的实验器材及物品随时消毒处埋。

(1)直接涂片检查:疑似患者、检材或病死鼠的组织材料必须作显微镜检查。①制片:淋巴结、渗出液、骨髓和痰等可直接涂片,血液做成厚滴片,干燥后用蒸馏水裂解红细胞,脏器组织可行切面切片。②固定及染色:待标本干燥后,用甲醇与 95%酒精或 95%酒精与乙醚各半的混合固定液固定 10min,待干后染色。一般制片两张,分别用于革兰氏染色和亚甲蓝染色。

(2)分离培养:鼠疫耶尔森菌学检验中分离培养步骤十分重要,分离培养时未污染标本可直接接种血平板,污染标本则需接种选择性培养基,如龙胆紫亚硫酸钠琼脂,经 28～30℃培养 24～48h

后,挑选菌落作鉴定。

（3）鉴定：根据菌落特征、细菌形态，尤其是 3‰氯化钠琼脂上生长呈多形性形态和肉汤中呈"钟乳石"状发育，KIA 结果利用葡萄糖，不利用乳糖，不产 H_2S，MIU 均为阴性反应，丙氨酸脱氨酶试验呈阴性反应即可初步鉴定。

为作最后鉴定应补充以下实验方法：①噬菌体裂解试验。②动物试验。③免疫学方法。

（二）小肠结肠炎耶尔森菌

1.致病性

本菌为人畜共患菌，动物感染后多无症状，通过消化道传播引起人类肠道感染性疾病。根据感染后定居部位不同，可分为小肠结肠炎、末端回肠炎、胃肠炎、阑尾炎和肠系膜淋巴结炎。除肠道感染外尚可发生败血症、结节性红斑及关节炎等。

2.微生物学检验

（1）标本采集：标本来自被检者粪便、血液、尿液、食物或脏器组织等。

（2）检验方法及鉴定：

分离培养：粪便标本可直接接种于麦康凯、NyE（耶尔森选择性琼脂）或 SS 琼脂，亦可将标本接种于 5mL，pH7.4，15mmol/L 磷酸缓冲液（PBS）中，如为食物标本在研碎后加 10 倍量的上述 PBS，置 4℃冰箱，分别于 7,14,21d 取上述含菌 PBS0.1mL 接种于肠道菌选择琼脂平板，置 25℃培养 24~48h 后，挑选可疑小肠结肠炎耶尔森菌落进一步鉴定。

鉴定：根据菌落形态，革兰氏染色的典型形态特点，氧化酶试验阴性，30℃以下培养液暗视野观察，其动力呈翻滚状态，KIA 只利用葡萄糖，MIU 试验 22℃动力阳性，37℃无动力，脲酶试验阳性，即可做出初步鉴定。

血清学鉴定：用小肠结肠炎耶尔森菌 O 因子血清与待检菌作玻片凝集试验。

七、肠杆菌科的其他菌属

除上述主要对人致病的菌属外，肠杆菌科还包括枸橼酸杆菌属、克雷伯菌属、肠杆菌属、沙雷菌属、哈夫尼亚菌属、爱德华菌属和欧文菌属。前四属在临床感染标本中具有较高的分离率，大多属于条件致病菌。

（一）枸橼酸杆菌属

枸橼酸杆菌属包括弗劳地枸橼酸杆菌、异型枸橼酸杆菌和无丙二酸盐枸橼酸杆菌三个种，这些细菌广泛分布在自然界，属正常菌群成员，凡粪便污染的物品，均可检出枸橼酸杆菌。

1.致病性

本菌为条件致病菌，常在一些慢性疾病如白血病、自身免疫性疾病或医疗插管术后的泌尿道、呼吸道中检出，可引起败血症、脑膜炎、骨髓炎、中耳炎和心内膜炎等。

2.微生物学检验

标本采集：根据病情可取尿液、痰、血液或脓汁等。

检验方法及鉴定：各类标本在血平板分离培养后根据菌落特征，结合涂片染色结果及氧化酶、发酵型证实为肠杆菌科的细菌，再相继做从、种鉴定。

（1）属的鉴定：由于在 KIA 的反应结果与沙门菌属、爱德华菌属相似，故应予以进一步鉴别。

β-半乳糖苷酶、赖氨酸脱羧酶和枸橼酸盐利用三个试验枸橼酸杆菌属为＋－＋,沙门菌属为－/＋＋＋,爱德华菌属为－＋－。

(2)种的鉴别:根据产生的靛基质、硫化氢、丙二酸盐进行鉴别。

(二)克雷伯菌属

本属细菌引起的感染日渐增多,其中以肺炎克雷伯菌最为多见。肺炎克雷伯菌分为肺炎克雷伯肺炎亚种、肺炎克雷伯菌臭鼻亚种和肺炎克雷伯菌鼻硬节亚种。

1.致病性

肺炎克雷伯菌肺炎亚种引起婴儿肠炎、肺炎、脑膜炎、腹膜炎、外伤感染、败血症和成人医源性尿道感染。

臭鼻亚种引起臭鼻症,鼻硬节亚种引起鼻腔、咽喉和其他呼吸道的硬节病,催娩克雷伯菌可引起呼吸道和尿路感染、创伤感染与败血症等。

2.微生物学检验

标本的采集:肠炎患者采集粪便,败血症者采集血液,其他根据病症分别采集尿液、脓汁、痰、脑脊液、胸腔积液及腹水等。

检验方法及鉴定。

(1)涂片染色:有些标本可直接涂片染色镜检,镜下出现带有荚膜的革兰氏阴性杆菌。

(2)分离培养:将粪便标本接种于肠道选择鉴别培养基,血液标本先经增菌后接种血平板,经37℃培养16～24h,取肠道选择鉴别培养基上乳糖发酵的黏性菌落或血琼脂上灰白色大而粘的菌落进行涂片,染色镜检。如有荚膜的革兰氏阴性菌,氧化酶阴性反应,则移种 KIA、MIU、葡萄糖蛋白胨水和枸橼酸盐培养基进行初步鉴定。

(3)鉴定:

初步鉴定:根据 KIA、MIU,结合甲基红试验、V-P 试验、枸橼酸盐利用及氧化酶结果进行初步鉴定。

最后鉴定:①属的鉴定。关键是克雷伯菌属动力和鸟氨酸脱羧酶均为阴性反应。②种的鉴定。肺炎克雷伯菌吲哚阴性和不能在 10℃生长,而催娩克雷伯菌吲哚阳性,能在 10℃生长,不能在25℃生长。

亚种鉴别:肺炎克雷伯菌三个亚种的鉴别关键是 IMViC 试验,肺炎亚种的结果为－－＋＋;臭鼻亚种为－＋－d;鼻硬节亚种为－＋－－;臭鼻和鼻硬节克雷伯菌亚种也可用丙二酸盐加以区分,前者阴性,后者阳性。

(三)肠杆菌属

肠杆菌属包括阴沟肠杆菌、产气肠杆菌、聚团肠杆菌、日勾维肠杆菌、坂崎肠杆菌、中间型肠杆菌及河生肠杆菌七个种。

1.致病性

本菌属广泛分布于自然界,在土壤、水和日常食品中常见。阴沟、产气、聚团、日勾维等肠杆菌常导致条件致病,引起呼吸道、泌尿生殖道感染,亦可引起菌血症,引起新生儿脑膜炎。

2.微生物学检验

(1)标本采集:根据临床病症可采集血液、尿液、脓汁、脑脊液及其他材料。

(2)检验方法及鉴定:①与大肠埃希菌的鉴别和肠杆菌的属、种鉴定,主要根据 IMViC 反应结果,肠杆菌属多为－－＋＋;而大肠埃希菌是＋＋－－。肠杆菌属的属、种鉴定参照前述生化反应。

②与肺炎克雷伯菌的鉴别,产气肠杆菌、阴沟肠杆菌和肺炎克雷伯菌的 IMViC 结果均为－－＋＋,区别是前两者动力阳性,后者动力阴性。

(四)沙雷菌属

沙雷菌属包括黏质沙雷菌、液化沙雷菌、深红沙雷菌、普城沙雷菌、臭味沙雷菌及无花果沙雷菌。本属菌广泛分布于自然界,是水和土壤的常居菌群,也是重要的条件致病菌。

1.致病性

黏质沙雷菌可导致呼吸道与尿路感染。液化沙雷菌存在于植物和啮齿动物的消化道中,是人的条件致病菌,主要引起呼吸道感染。

2.微生物学检验

血液、尿液、痰、脓液等标本的检验程序和方法可参照克雷伯菌。沙雷菌与其他菌属细菌的根本区别是沙雷菌具有 DNA 酶和葡萄糖酸盐阳性。

(五)哈夫尼亚菌属、爱德华菌属

1.哈夫尼亚菌属

(1)致病性:蜂房哈夫尼亚菌存在于人和动物粪便中,河水和土壤中亦有分布,是人类的条件致病菌,偶可致尿路感染、呼吸道感染、小儿化脓性脑膜炎与败血症。

(2)微生物检验:应注意与肠杆菌属及沙雷菌属的区别。哈夫尼亚菌不利用枸橼酸盐,不水解明胶,无 DNA 酶,并能够被哈夫尼亚噬菌体裂解,赖氨酸脱羧酶阳性。

2.爱德华菌属

致病性:多数菌种存在于自然环境中,其中淡水中亦有分布,是鱼类的致病菌,也是人类的一种罕见的条件致病菌。迟缓爱德华菌可导致肠道外感染,作为腹泻病原菌尚未确定。

第三节　厌氧性细菌检验

一、概述

厌氧性细菌是一大群专性厌氧、必须在无氧环境中才能生长的细菌。主要可分为两大类:一类是有芽孢的革兰氏染色阳性厌氧芽孢梭菌,另一类是无芽孢的革兰氏阳性及革兰氏阴性球菌与杆菌。前一类因有芽孢,抵抗力强,在自然界(水、土等)、动物及人体肠道中广泛存在,并且能长期耐受恶劣的环境条件。一旦在适宜条件下即可发芽繁殖,产生多种外毒素,引起严重疾病。后一类则是人体的正常菌群,可与需氧菌、兼性厌氧菌共同存在于口腔、肠道、上呼吸道、泌尿生殖道等。这类无芽孢厌氧菌的致病性属条件致病性的内源性感染,在长期使用抗生素、激素、免疫抑制剂等发生菌群失调或机体免疫力衰退,或细菌进入非正常寄居部位才可致病。两类细菌都必须做厌氧培养以分离细菌,但细菌学诊断的价值却有所不同。1986 年版的《伯杰系统细菌学手册》的分类标准为:①革兰氏染色特性。②形态。③鞭毛。④芽孢。⑤荚膜。⑥代谢产物等。以此为基础将主要厌氧菌归类如下:革兰氏阳性有芽孢杆菌、革兰氏阳性无芽孢杆菌、革兰氏阴性无芽孢杆菌、革兰氏阳性厌氧球菌、革兰氏阴性厌氧球菌。

厌氧菌的类属、种:厌氧性细菌是指在有氧条件下不能生长,在无氧条件下才能生长的一大群细菌。目前已知,与医学有关的无芽孢厌氧菌有 40 多个菌属,300 多个菌种和亚种;而有芽孢的厌氧菌只有梭菌属,包括 83 个种。

1.生物学分类

是据厌氧菌的生物学性状及代谢产物分析,将主要厌氧菌归类。

2.据耐氧性分类

(1)专性厌氧菌:是指在降低氧分压的条件下才能生长的细菌,又分为极度厌氧菌(氧分压<0.5%,空气中暴露 10min 致死,如丁酸弧菌)和中度厌氧菌(氧分压为 2%～8%,空气中暴露 60～90min 能生存,如大多数人类致病厌氧菌)。

(2)微需氧菌:能在含 5%～10%CO_2 空气中的固体培养基表面生长的细菌,如弯曲菌属。

(3)耐氧菌:其耐氧程度刚好能在新鲜配制的固体培养基表面生长。一旦生长,暴露数小时仍不死亡,如第三梭菌、溶组织梭菌。

厌氧菌是人体正常菌群的组成部分,在人体内主要聚居于肠道,其数量比需氧菌还多,每克粪中高达 10^{12} 个,其中最多的是类杆菌。

二、厌氧菌感染

(一)厌氧菌在正常人体的分布及感染类型

1.厌氧菌在正常人体的分布

厌氧菌分布广泛,土壤、沼泽、湖泊、海洋、污水、食物以及人和动物体都有它的存在。正常人的肠道、口腔、阴道等处均有大量的厌氧菌寄居,其中肠道中的厌氧菌数量是大肠埃希菌的 1000～10 000倍。此外,人体皮肤、呼吸道、泌尿道也有厌氧菌分布。正常情况下,寄居于人体的正常菌群与人体保持一种平衡状态,不致病。一旦环境或机体的改变导致了这种平衡的改变,就会导致厌氧菌的感染。

2.外源性感染

梭状芽孢杆菌属引起的感染,其细菌及芽孢来源于土壤、粪便和其他外界环境。

3.内源性感染

无芽孢厌氧菌大多数是人体正常菌群,属于条件致病菌,在一定条件下可引起感染,一般不在人群中传播。

(二)临床意义

由厌氧菌引起的人类感染在所有的感染性疾病中占有相当大的比例,有些部位的感染如脑脓肿、牙周脓肿和盆腔脓肿等80%以上是由厌氧菌引起的。其中少部分系厌氧菌单独感染,大部分是与需氧菌混合感染。

1.厌氧菌感染的危险因素

(1)组织缺氧或氧化还原电势降低,如组织供血障碍、大面积外伤、刺伤。

(2)机体免疫功能下降,如接受免疫抑制剂治疗、抗代谢药物治疗、放射治疗、化学药物治疗的患者以及糖尿病患者、慢性肝炎患者、老年人、早产儿等均易并发厌氧菌感染。

(3)某些手术及创伤,如开放性骨折、胃肠道手术、生殖道手术以及深部刺伤等易发生厌氧菌感染。

（4）长期应用某些抗菌药物,如氨基糖苷类、头孢菌素类、四环素类等,可诱发厌氧菌感染。

（5）深部需氧菌感染,需氧菌生长可消耗环境中的氧气,为厌氧菌生长提供条件,从而导致厌氧菌合并感染。

2.厌氧菌感染的临床及细胞学指征

（1）感染组织局部产生大量气体,造成组织肿胀和坏死,皮下有捻发感,是产气荚膜梭菌所引起感染的特征。

（2）发生在口腔、肠道、鼻咽腔、阴道等处的感染,易发生厌氧感染。

（3）深部外伤如枪伤后,以及动物咬伤后的继发感染,均可能是厌氧菌感染。

（4）分泌物有恶臭或呈暗血红色,并在紫外光下发出红色荧光,均可能是厌氧菌感染。分泌物或脓肿有硫黄颗粒,为放线菌感染。

（5）分泌物涂片经革兰氏染色,镜检发现有细菌,而培养阴性者,或在液体及半固体培养基深部生长的细菌,均可能为厌氧菌感染。

（6）长期应用氨基糖苷类抗生素无效的病例,可能是厌氧菌感染。

（7）胃肠道手术后发生的感染。

三、厌氧菌标本的采集与送检

标本采集与送检必须注意两点:标本绝对不能被正常菌群所污染;应尽量避免接触空气。

（一）采集

用于厌氧菌培养的标本不同于一般的细菌培养,多采用特殊的采集方法,如针筒抽取等,应严格无菌操作,严禁接触空气。

（二）送检方法与处理

采集标本须注意:不被正常菌群污染,并尽量避免接触空气。采集深部组织标本时,需用碘酒消毒皮肤,用注射器抽取,穿刺针头应准确插入病变部位深部,抽取数毫升即可,抽出后可排出一滴标本于酒精棉球上。若病灶处标本量较少,则可先用注射器吸取 1mL 还原性溶液或还原性肉汤,然后再抽取标本。

在紧急情况下,可用棉拭子取材,并用适合的培养基转送。厌氧菌培养最理想的检查材料是组织标本,因为厌氧菌在组织中比在渗出物中更易生长。

标本送到实验室后,应在 20～30min 内处理完毕,最迟不超过 2h,以防止标本中兼性厌氧菌过度繁殖而抑制厌氧菌的生长。如不能及时接种,可将标本置室温保存(一般认为,冷藏对某些厌氧菌有害,而且在低温时氧的溶解度较高)。

1.针筒运送

一般用无菌针筒抽取标本后,排尽空气,针头插入无菌橡皮塞,以隔绝空气,立即送检。这种方法多用于液体标本的运送,如血液、脓液、胸腹水、关节液等。

2.无菌小瓶运送

一般采用无菌的青霉素小瓶.瓶内加一定量的培养基和少量氧化还原指示剂,用橡皮盖加铝盖固定密封,排除瓶内空气,充以 CO_2 气体。同时先观察瓶内氧化还原指示剂的颜色,以判断瓶内是否为无氧环境,如合格用无菌注射器将液体标本注入瓶中即可。

3.棉拭子运送

一般不采用棉拭子运送,如果使用该方法,一定使用特制运送培养基,确保无氧环境,确保不被污染及快速送检。

4.厌氧罐或厌氧袋运送

将厌氧罐或厌氧袋内装入可有效消耗氧气的物质,确保无氧环境。该方法一般用于运送较大的组织块或床边接种的培养皿等。

四、厌氧菌的分离与鉴定

(一)直接镜检

根据形态和染色性,结合标本性状与气味,初步对标本中可能有的细菌做出估计。

(二)分离培养

主要分初代培养和次代培养两个阶段,其中初代培养相对比较困难,关键的问题就是厌氧环境和培养基的选择。初代培养的一般原则是:①先将标本涂片染色直接镜检,指导培养基的选择。②尽量选用在厌氧菌中覆盖面宽的非选择性培养基。③最好多选1~2种覆盖面不同的选择性培养基。④尽量保证培养基新鲜。⑤要考虑到微需氧菌存在的可能。

1.选用适当的培养基接种

应接种固体和液体两种培养基。

(1)培养基的使用,应注意下列各点:①尽量使用新鲜培养基,2~4h内用完。②应使用预还原培养基,预还原24~48h更好。③可采用预还原灭菌法制作的培养基(用前于培养基中加入还原剂,如L-半胱氨酸、硫乙醇酸钠、维生素C及葡萄糖等,尽可能使预还原剂处于还原状态)。④液体培养基应煮沸10min,以祛除溶解氧,并迅速冷却,立即接种。⑤培养厌氧菌的培养基均应营养丰富,并加有还原剂与生长刺激因子(血清、维生素K、氯化血红素、聚山梨酯-80等)。

(2)培养基的选择:初次培养一般使用选择培养基和(或)非选择培养基。

非选择培养基:本培养基使分离的厌氧菌不被抑制,几乎能培养出所有的厌氧菌。常使用心脑浸液琼脂(BHI)、布氏琼脂(BR)、胰豆胨肝粉琼脂(GAM)、胰胨酵母琼脂(EG)、CDC厌氧血琼脂等。

选择培养基:有目的选择常见厌氧菌株,以便尽快确定厌氧的种类。常用的有KVLB血平板(即上述非选择培养基中加卡那霉素和万古霉素),KVLB冻溶血平板(置-20℃,5~10min,以利产黑素类杆菌早期产生黑色素),七叶苷胆汁平板(BBE,用于脆弱类杆菌),FS培养基(梭杆菌选择培养基),ES培养基(优杆菌选择培养基),BS培养基(双歧杆菌选择培养基),卵黄(EYA)及兔血平板(RBA)(用于产气荚膜梭菌),VS培养基(用于韦荣球菌),CCFA培养基(艰难梭菌选择培养基)等。

2.接种

每份标本至少接种3个血平板,分别置于有氧、无氧及$5\%\sim10\%CO_2$环境中培养,以便正确地培养出病原菌,从而判断其为需氧菌、兼性厌氧菌、微需氧菌或厌氧菌中的哪一类。

3.厌氧培养法

(1)厌氧罐培养法:在严密封闭的罐子内,应用物理或化学的方法造成无氧环境进行厌氧培养。

常用冷触媒法、抽气换气法、钢末法和黄磷燃烧法。

(2)气袋法：利用气体发生器产生二氧化碳和氢气，后者在触媒的作用下与罐内的氧气结合成水，从而造成无氧环境。

(3)气体喷射法，亦称转管法：本法是从培养基的制备到标本的接种直至进行培养的全过程，均在二氧化碳的不断喷射下进行。本法的关键是必须有无氧 CO_2。

(4)厌氧手套箱培养法：是迄今厌氧菌培养的最佳仪器之一，该箱由手套操作箱与传递箱两部分组成，前者还附有恒温培养箱，通过厌氧手套箱可进行标本接种、培养和鉴定等全过程。

(5)其他培养法：平板焦性没食子酸法、生物耗氧法、高层琼脂培养法。

4.厌氧状态的指示

亚甲蓝和刃天青。无氧时均呈白色；有氧时亚甲蓝呈蓝色，刃天青呈粉红色。

5.分离培养厌氧菌失败的原因

培养前未直接涂片和染色镜检；标本在空气中放置太久或接种的操作时间过长；未用新鲜配制的培养基；未用选择培养基；培养基未加必要的补充物质；初代培养应用了硫乙醇酸钠；无合适的厌氧罐或厌氧装置漏气；催化剂失活；培养时间不足；厌氧菌的鉴定材料有问题。

6.鉴定试验

可根据厌氧菌的菌体形态、染色反应、菌落性状以及对某些抗生素的敏感性做出初步鉴定，最终鉴定则要进行生化反应及终末代谢产物等检查。

(1)形态与染色：可为厌氧菌的鉴定提供参考依据。

(2)菌落性状：不同的厌氧菌其菌落形态和性质不同。梭菌的菌落特点是形状不规则的，而无芽孢厌氧菌多呈单个的圆形小菌落。色素、溶血特点以及在紫外线下产生荧光的情况也可以作为厌氧菌鉴定的参考依据。

(3)抗生素敏感性鉴定试验：常用的抗生素有卡那霉素及甲硝唑。卡那霉素可用于梭杆菌属与类杆菌属的区分，甲硝唑用于厌氧菌与非厌氧菌的区分。

(4)生化特性：主要包括多种糖发酵试验、吲哚试验、硝酸盐还原试验、触酶试验、卵磷脂酶试验、脂肪酸酶试验、蛋白溶解试验、明胶液化试验、胆汁肉汤生长试验以及硫化氢试验等。目前，有多种商品化的鉴定系统可以使用。

(5)气液相色谱：可以利用该技术来分析厌氧菌的终末代谢产物，已成为鉴定厌氧菌及其分类的比较可靠的方法。

五、常见厌氧菌

(一)破伤风杆菌

1.微生物学检查

破伤风的临床表现典型，根据临床症状即可做出诊断，所以一般不作细菌学检查。①特殊需要时，可从病灶处取标本涂片，革兰氏染色镜检。②需要培养时，将标本接种疱肉培养基培养。③也可进行动物试验。

2.临床意义

本菌可引起人类破伤风，对人的致病因素主要是它产生的外毒素。细菌不入血，但在感染组织内繁殖并产生毒素,其毒素入血引起相应的临床表现,本菌产生的毒素对中枢神经系统有特殊的亲和力,主要症状为骨骼肌痉挛。

(二)产气荚膜梭菌

1.微生物学检查

(1)直接涂片镜检:在创口深部取材涂片,革兰氏染色镜检,这是极有价值的快速诊断方法。

(2)分离培养及鉴定:可取坏死组织制成悬液,接种血平板或疱肉培养基中,厌氧培养,取培养物涂片镜检,利用生化反应进行鉴定。

2.临床意义

本菌可产生外毒素及多种侵袭酶类,外毒素以 α 毒素为主,本质为卵磷脂酶;还可产生透明质酸酶、DNA 酶等。本菌主要可引起气性坏疽及食物中毒等,气性坏疽多见于战伤,也可见于工伤造成的大面积开放性骨折及软组织损伤等。患者表现为局部组织剧烈胀痛,局部严重水肿,水汽夹杂,触摸有捻发感,并产生恶臭。病变蔓延迅速,可引起毒血症、休克甚至死亡。某些 A 型菌株产生的肠毒素可引起食物中毒,患者表现为腹痛、腹泻,1～2 天可自愈。

(三)肉毒梭菌

1.微生物学检查

(1)分离培养与鉴定:在怀疑为婴儿肉毒病的粪便中检出本菌,并证实其是否产生毒素,诊断意义较大。

(2)毒素检测:可取培养滤液或悬液上清注射小鼠腹腔,观察动物出现的中毒症状。

2.临床意义

本菌主要可引起食物中毒,属单纯性毒性中毒,并非细菌感染。临床表现与其他食物中毒不同,胃肠症状很少见,主要表现为某些部位的肌肉麻痹,重者可死于呼吸困难与衰竭。本菌还可以引起婴儿肉毒病,一岁以下婴儿肠道内缺乏拮抗肉毒梭菌的正常菌群,可在食用被肉毒梭菌芽孢污染的食品后,芽孢在盲肠部位定居,繁殖后产生毒素,引起中毒。

(四)艰难梭菌

1.微生物学检查

由于本菌的分离培养困难,所以,在临床上一般不采用分离培养病原菌的方法,可通过临床表现及毒素检测来进行诊断。

2.临床意义

本菌可产生 A、B 两种毒素,毒素 A 为肠毒素,可使肠壁出现炎症,细胞浸润,肠壁通透性增加,出血及坏死。毒素 B 为细胞毒素,损害细胞骨架,致细胞通缩坏死,直接损伤肠壁细胞,因而导致腹泻及假膜形成。本菌感染与大量使用抗生素有关,如阿莫西林、头孢菌素和克林霉素等,其中以克林霉素尤为常见。艰难梭菌所致假膜性肠炎,患者表现为发热、粪便呈水样,其中可出现大量白细胞,重症患者的水样便中可出现地图样或斑片状假膜。这些症状一般可在使用有关抗生素一周后突然出现。

六、无芽孢厌氧菌

(一)主要种类及生物学性状

无芽孢厌氧菌共有 23 个属,与人类疾病相关的主要有 10 个属。

(1)革兰氏阴性厌氧杆菌有 8 个属,类杆菌属中的脆弱类杆菌最为重要。形态呈多形性,有荚膜。除类杆菌在培养基上生长迅速外,其余均生长缓慢。

(2)革兰氏阴性厌氧菌球菌有 3 个属,其中以韦荣菌属最重要,为咽喉部主要厌氧菌,但在临床厌氧菌分离标本中,分离率小于 1%,且为混合感染菌之一。其他革兰氏阴性球菌极少分离到。

(3)革兰氏阳性厌氧球菌有 5 个属,其中有临床意义的是消化链球菌属,主要寄居在阴道。本菌属细菌生长缓慢,培养需 5~7 天。

(4)革兰氏阳性厌氧杆菌有 7 个属,其中以下列 3 个属为主。

短棒菌苗属:小杆菌,无鞭毛,能在普通培养基上生长,需要 2~5 天,与人类有关的有 3 个种,以痤疮短棒菌苗最为常见。

双歧杆菌属:呈多形性,有分支,无动力,严格厌氧,耐酸。29 个种中有 10 个种与人类有关,其中只有齿双歧杆菌与龋齿和牙周炎有关。其他种极少从临床标本中分离到。

真杆菌属:单一形态或多形态,动力不定,严格厌氧,生化反应活泼,生长缓慢,常需培养 7 天,最常见的是迟缓真杆菌。

(二)微生物学检查

要从感染灶深部采取标本。最好是切取感染灶组织或活检标本,立即送检。

1.直接涂片镜检

将采集的标本直接涂片染色镜检,观察细菌形态、染色及菌量,为进一步培养以及初步诊断提供依据。

2.分离培养与鉴定

分离培养是鉴定无芽孢厌氧菌感染的关键步骤。标本应立即接种相应的培养基,最常用的培养基是以牛心脑脊液为基础的血平板。置 37℃厌氧培养 2~3 天,如无菌生长,继续培养 1 周。如有菌生长则进一步利用有氧和无氧环境分别传代培养,证实为专性厌氧菌后,再经生化反应进行鉴定。

(三)临床意义

无芽孢厌氧菌是一大类寄生于人体的正常菌群,引起的感染均为内源性感染,在一定的致病条件下,可引起多种人类感染。所致疾病有:

1.败血症,主要由脆弱类杆菌引起,其次为革兰氏阳性厌氧球菌。

2.中枢神经系统感染,主要由革兰氏阴性厌氧杆菌引起,常可引起脑脓肿。

3.口腔与牙齿感染,主要由消化链球菌、产黑素类杆菌等引起。

4.呼吸道感染,主要由普雷沃菌属、坏死梭杆菌、核梭杆菌、消化链球菌和脆弱类杆菌。

5.腹部和会阴部感染,主要由脆弱类杆菌引起。

6.女性生殖道感染,主要由消化链球菌属、普雷沃菌属和卟啉单胞菌等。

7.其他无芽孢厌氧菌尚可引起皮肤和软组织感染、心内膜炎等。

七、厌氧球菌

在临床标本中检出的厌氧菌约有 1/4 为厌氧球菌。其中与临床有关的有革兰氏阳性黑色消化球菌和消化链球菌属及革兰氏阴性的韦荣球菌属。

(一)黑色消化球菌临床意义

黑色消化球菌通常寄生在人的体表及与外界相通的腔道中,是人体正常菌群的成员之一。本菌可引起人体各部组织和器官的感染(肺部、腹腔、胸膜、口腔、颅内、阴道、盆腔、皮肤和软组织等)。常与其他细菌混合感染,也可从阑尾炎、膀胱炎、腹膜炎以及产后败血症的血中分离出来。

(二)消化链球菌属临床意义

《伯杰氏系统细菌学手册》(1986 年第 2 卷中)把消化链球菌属分成厌氧消化链球菌、不解糖消化链球菌、吲哚消化链球菌、大消化链球菌、微小消化链球菌等 9 个菌种。本菌在临床标本中以厌氧消化链球菌最常见。产生消化链球菌则很少见。消化链球菌可引起人体各部组织和器官的感染,又以混合感染多见。

(三)韦荣球菌属临床意义

韦荣球菌属有小韦荣球菌和产碱韦荣球菌两个种。它们都是口腔、咽部、胃肠道及女性生殖道的正常菌群。大多见于混合感染,致病力不强,小韦荣氏球菌常见于上呼吸道感染中,而产碱韦荣球菌则多见于肠道感染。

八、厌氧环境的指示

1.化学法

美兰指示剂或刃天青指示剂。

2.微生物法

专性需氧菌。

第四节　需氧或兼性厌氧革兰氏阳性杆菌检验

常见的与临床有关的需氧革兰氏阳性杆菌有棒状杆菌属、芽孢杆菌属、李斯特菌属、丹毒丝菌属、加特纳菌属。

一、棒状杆菌属

棒状杆菌属是一群革兰氏阳性杆菌,菌体粗细、长短不一,一端或两端膨大呈棒状,故名棒状杆菌。本菌着色不匀,有异染颗粒。无鞭毛、无荚膜、无芽孢。需氧,营养要求较高,能分解一些糖类,产酸不产气。本属细菌种类较多,有白喉棒状杆菌、假白喉棒状杆菌、干燥棒状杆菌、溃疡棒状杆菌等。引起人类致病的主要是白喉棒状杆菌,其他大多数为条件致病菌。

(一)白喉棒状杆菌

1.致病性

白喉棒状杆菌引起白喉,多在秋冬季节流行。以咽白喉最常见,喉白喉及鼻白喉次之,偶亦引起眼结膜、外耳道、阴道及皮肤的局部病变。

本菌一般不侵入血液,但其产生的大量外毒素可吸收入血,引起毒血症。毒素能与敏感的心肌、肝、肾、肾上腺等组织细胞及外周神经,尤其与支配咽肌和腭肌的神经结合,引起细胞变性、坏死、内脏出血和神经麻痹等严重损害。

2.微生物学检验

(1)标本采集:用无菌长棉拭子,从可疑的假膜边缘采集分泌物,未见假膜的疑似患者或带菌者可采集鼻咽部或扁桃体黏膜上的分泌物。若为培养,应在使用抗生素或其他抗菌药物前采集双份标本。如不能立即送检,应将标本浸于无菌生理盐水或15%甘油盐水中保存。

(2)检验方法及鉴定

直接镜检:将标本涂于2~3张载玻片上,分别做革兰氏染色和异染颗粒染色(奈瑟法或阿培特法)。镜检如见革兰氏阳性形态典型的棒状杆菌,并有明显的异染颗粒,可初步报告"检出形似白喉棒状杆菌"。

分离培养:将标本接种下列培养基:①吕氏血清斜面:本菌在此培养基上生长较标本中的杂菌迅速,于35℃培养8~12h后,即形成灰白色的菌落,而其他杂菌则尚未形成菌落。本菌在甘油吕氏血清斜面上形成的异染颗粒更为明显。②亚碲酸钾血琼脂平板:经35℃培养24~48h,观察菌落特点。在此培养基上,大部分杂菌被抑制,白喉杆菌则生长缓慢,故应结合吕氏血清斜面培养基进行观察。若在吕氏血清斜面和亚碲酸钾血琼脂平板上,同时发现菌落和菌体形态很典型的棒状杆菌,即可准确地报告为阳性;若在亚碲酸钾血琼脂平板上菌落典型,而吕氏血清斜面培养阴性,也可报告阳性;若吕氏血清斜面培养基上的菌落及菌体形态典型,而在亚碲酸盐血琼脂平板上无典型菌落生长,可暂报告为可疑,并将吕氏血清斜面的培养物转种于亚碲酸盐血琼脂平板,等待生长出典型菌落。若两者均为阴性,必须观察72h后方可做出报告。

(3)生化反应:主要用于鉴别白喉棒状杆菌与类白喉棒状杆菌。

(4)毒力试验:可作为鉴定致病菌株的重要依据。试验方法分体外法和体内法两大类。体外法有双向琼脂扩散法(作琼脂平板毒力试验)、SPA协同凝集试验、对流免疫电泳;体内法可用豚鼠作毒素中和试验。

(5)临床意义:白喉杆菌的致病因素为白喉外毒素,抗原性强,毒性剧烈。K抗原(表面抗原)及素状因子亦与其致病力有关。引起的白喉是一种急性呼吸道传染病。白喉的免疫主要是抗毒素免疫。白喉棒状杆菌可引起人类白喉,白喉是一种急性呼吸道传染病,该病原菌存在于患者及带菌者的鼻咽腔中,随飞沫或污染的物品传播。白喉棒状杆菌可致气管、支气管假膜,是白喉早期死亡的主要原因,其产生的外毒素也经血液与易感组织结合,出现各种症状,如心肌炎、软腭麻痹等,是白喉晚期死亡的主要原因。

(6)治疗原则:用青霉素或红霉素等进行抗菌治疗,同时,应尽早注射足量白喉抗毒素。注射抗毒素前,应做皮试。

(二)其他棒状杆菌

棒状杆菌除白喉棒状杆菌外,其余统称为类白喉棒状杆菌。此类细菌种类多,一般无致病性或仅能与其他化脓细菌产生混合感染,有的可能为条件致病菌。类白喉棒状杆菌常寄生于人类或动物鼻腔、咽喉、外耳道、眼结膜、外阴及皮肤表面等处。临床标本中较常见的类白喉杆菌有溃疡棒状杆菌、假白喉棒状杆菌、干燥棒状杆菌、溶血棒状杆菌、化脓棒状杆菌等。

二、芽孢杆菌属

芽孢杆菌属是一大群有芽孢的革兰氏阳性大杆菌。大多数菌种在有氧环境下形成芽孢。有动力,非抗酸性。需氧或性厌氧菌,在普通培养基上生长良好。

它们广泛分布于空气、土壤、尘埃及腐烂物中,绝大多数为腐生菌,许多菌种成为实验室等环境的污染菌。少数寄生于动物或昆虫并对人类及动物致病,其中炭疽杆菌是人畜共患的重要致病菌,蜡样芽孢杆菌能致食物中毒。还有枯草芽孢杆菌、环状芽孢杆菌和浸麻芽孢杆菌等,偶可引起败血症、脑膜炎及肺炎等。多粘杆菌能产生多粘菌素类抗生素。

(一)炭疽芽孢杆菌

炭疽芽孢杆菌主要引起食草动物患炭疽病,也可经一定途径感染人类,为人畜共患的急性传染病。

1.致病性

炭疽芽孢杆菌可经皮肤、呼吸道和胃肠道侵入机体引起炭疽病。临床类型有皮肤炭疽、肺炭疽、肠炭疽,病死率很高。

2.微生物学检查

(1)标本采集:皮肤炭疽取病灶分泌物;肺炭疽采取痰液;肠炭疽采取粪便;炭疽脑膜炎采取脑脊液;各型炭疽均可采取血液。

(2)检验方法及鉴定:炭疽杆菌的检查要特别注意芽孢型的实验室感染,故应有专门防护的实验室,并对用过的器具、检材等进行严格的消毒处理。

直接镜检:将可疑材料涂片,组织标本可做压印片,用1:1000的升汞固定5min,再行革兰氏染色和荚膜染色。镜检发现有荚膜的革兰氏阳性竹节状大杆菌,可初步诊断。荚膜荧光抗体染色,链状或竹节状大杆菌周围有发荧光的荚膜者为阳性。

分离培养:一般标本接种血平板,37℃培养维持24h后观察菌落特点。污染严重的标本可预先加热至65℃30min杀灭杂菌,或接种炭疽杆菌选择培养基-喷他脒血琼脂平板,培养时间稍长,菌落特征与血平板培养基的生长相似,但菌落较小。为提高检出效果,可选用2%兔血清肉汤增菌,然后分离培养。

动物试验:将标本或培养物制成悬液,皮下接种于豚鼠(1mL)或小白鼠(0.2mL)。均可引起败血症,并于1~3天后死亡。内脏和血液中存在大量有荚膜的细菌。

鉴定试验:①串珠试验。炭疽芽孢杆菌在每毫升含0.05~0.5IU青霉素的肉汤培养基中,可发生形态变异,形成大而均匀的圆球形并相连如串珠状,而类炭疽及其他需氧芽孢杆菌则无此现象,本试验鉴别意义较大。②噬菌体裂解试验。③重碳酸盐毒力试验。将待检菌接种于含0.5%碳酸氢钠和10%马血清琼脂平板上,置10%CO$_2$环境下,37℃培养24~48h,观察菌落形态,有毒力的炭疽芽孢杆菌能产生大量的谷氨酸物质,形成荚膜,菌落呈M型,无毒力芽孢杆菌不形成荚膜,呈R型菌落。④青霉素抑制试验。⑤植物凝集素试验。

判定标准:革兰氏阳性、两端平整、竹节状成双或呈短链排列,有荚膜的粗大杆菌,或荚膜肿胀试验阳性,串珠试验阳性;重碳酸盐毒力试验出现M型菌落可做出诊断。

(二)蜡样芽孢杆菌

微生物学检查:除做分离培养外,细菌计数对本菌所致食物中毒有诊断价值,因暴露于空气中的食品均在一定程度上受本菌污染。

三、产单核李斯特菌

产单核李斯特菌隶属于李斯特菌属。该属包括 8 个种,主要包括产单核李斯特菌、格氏李斯特菌和默氏李斯特菌,其中只有产单核李斯特菌对人有致病性。李斯特菌属广泛存在于自然界,动物、人类、植物、土壤、水及青贮饲料均能分离到此菌。

(一)致病性

本菌从带菌动物或人粪便污染动物制品,而经口感染。通过胎盘或产道感染新生儿是本病的重要特点。宫内感染常可导致流产、死胎及新生儿败血症,死亡率较高。本菌常伴随 EB 病毒引起传染性单核细胞增多症,此外,可引起脑膜炎。

(二)微生物学检验

1.标本采集

根据感染部位不同而采取相应标本。如全身感染采取血液,局部采取分泌物或脓液,感染动物则用组织匀浆。

2.检验方法与鉴定

(1)分离培养:将血液标本(3~5mL)或脑脊液的离心沉淀物接种两支脑心浸液(标本量的10倍)培养基中。其中一支置 $10\%CO_2$ 环境中,37℃培养 24~48h,做一次血平板分离;另一支置 4℃培养,每 24h 做一次血平板分离,连续 4 天,以后每周一次,共四周。咽喉拭子、组织及粪便接种于肉汤培养基中,置 4℃培养,进行冷增菌。转种和培养方法同上。从血平板上挑取 β 溶血环的菌落,作涂片染色镜检并进一步鉴定。

(2)鉴定:本菌可根据下列特点加以确定:在血琼脂上有狭窄的 B 溶血环,25℃动力最强,在半固体培养基上呈伞状生长,可在 4℃冷增菌生长,木糖、甘露醇和 H_2S 阴性。CAMP(与金黄色葡萄球菌协同溶血)阳性。触酶阳性。

四、丹毒丝菌属

引起局部感染为主。

五、阴道加特纳菌

引起非淋菌性阴道炎的主要病原菌之一。

第五节　分枝杆菌属检验

分枝杆菌属是一类细长或略带弯曲、为数众多(包括 54 个种)、呈分枝状生长的需氧杆菌。因其繁殖时呈分枝状生长故称分枝杆菌。本属细菌的主要特点是细胞壁含有大量脂类,可占其干重的 60%,这与其染色性、抵抗力、致病性等密切相关。耐受酸和抗酒精,一般不易着色,若经加温或延长染色时间而着色后,能抵抗 3% 盐酸酒精的脱色作用,故又称抗酸杆菌。需氧生长,无鞭毛,无芽孢和荚膜。引起的疾病均为慢性,有肉芽肿病变的炎症特点。

分枝杆菌的种类较多,包括结核分枝杆菌、非典型分枝杆菌和麻风分枝杆菌。非典型分枝杆菌是一大群分枝杆菌的总称,与人类有关的非典型分枝杆菌主要有堪萨斯分枝杆菌、海分枝杆菌、瘰疬分枝杆菌、戈分枝杆菌、鸟分枝杆菌、蟾分枝杆菌、龟分枝杆菌、偶发分枝杆菌和耻垢分枝杆菌等。本属细菌无内、外毒素,其致病性与菌体某些成分如索状因子、蜡质 D 及分枝菌酸有关。

一、结核分枝杆菌

结核分枝杆菌简称结核杆菌,是引起人和动物结核病的病原菌。目前已知,在我国引起人类结核病的主要有人型和牛型结核分枝杆菌。

(一)临床意义

1.致病性

结核分枝杆菌主要通过呼吸道、消化道和受损伤的皮肤侵入易感机体,引起多种组织器官的结核病,其中以通过呼吸道引起的肺结核最多见。肺外感染可发生在脑、肾、肠及腹膜等处。该菌不产生内毒素和外毒素,也无荚膜和侵袭性酶。

2.Koch 现象

结核的特异性免疫是通过结核分枝杆菌感染后所产生,试验证明,将有毒结核分枝杆菌纯培养物初次接种于健康豚鼠,不产生速发型过敏反应,而经 10～14 天,局部逐渐形成肿块,继而坏死,溃疡,直至动物死亡。若在 8～12 周之前给动物接种减毒或小量结核分枝杆菌,第二次接种时则局部反应提前,于 2～3 天内发生红肿硬结,后有溃疡但很快趋于痊愈。此现象为 Koch 在 1891 年观察到的,故称为 Koch 现象。

3.结核菌素试验

利用Ⅳ型变态反应的原理,检测机体是否感染过结核杆菌。

(二)微生物学检验

1.标本采集

根据感染部位的不同,可采集不同标本。结核患者各感染部位的标本中大多混有其他细菌,对此,应采取能抑制污染菌的方法。若做分离培养,必须使用灭菌容器,患者应停药 1～2 天后再采集标本。可采集痰、尿、粪便、胃液、胸腔积液、腹水、脑脊液、关节液、脓液等。

2.检验方法

(1)涂片检查

直接涂片:①薄涂片。挑取痰或其他处理过的标本约 0.01mL,涂抹于载玻片上,用萋-尼(热染法)或 Kinyoun(冷染法)抗酸染色,镜检,报告方法如下。－:全视野(或 100 个视野)未找到抗酸菌;＋:全视野发现 3～9 个;＋＋:全视野发现 10～99 个;＋＋＋:每视野发现 1～9 个;＋＋＋＋:每视野发现 10 个以上(全视野发现 1～2 个时报告抗酸菌的个数)。②厚涂片。取标本 0.1mL,涂片,抗酸染色、镜检,报告方法同上。

集菌涂片:主要方法有沉淀集菌法和漂浮集菌法。

荧光显微镜检查法:制片同前。用金铵"O"染色,在荧光显微镜下分枝杆菌可发出荧光。

(2)分离培养:结核分枝杆菌的分离培养对于结核病的诊断、疗效观察及抗结核药物的研究均具有重要意义。培养前针对标本应做适当的前处理,如痰可做 4%H_2SO_4 或 4%NaOH 处理 20～30min,除去杂菌再接种于罗氏培养基,37℃培养,定时观察,至 4～8 周。此方法可准确诊断结核杆菌。

（3）基因快速诊断：简便快速、灵敏度高、特异性强。但需注意实验器材的污染问题，以免出现假阳性。

（4）噬菌体法。

（三）治疗原则

利福平、异烟肼、乙胺丁醇、链霉素为第一线药物。利福平与异烟肼合用可以减少耐药的产生。对于严重感染，可用吡嗪酰胺与利福平及异烟肼联合使用。

二、非典型（非结核）分枝杆菌

分枝杆菌属中除结核杆菌和麻风杆菌以外，其他均称为非结核分枝杆菌或非典分枝杆菌。因其染色性同样具有抗酸性亦称非结核抗酸菌，其中有 14～17 个非典菌种能使人致病，可侵犯全身脏器和组织，以肺最常见，其临床症状、X 线所见很难与肺结核病区别，而大多数非典菌对主要抗结核药耐药，故该菌的感染和发病已成为流行病学和临床上的主要课题，与发达国家一样，我国近年来发现率也有增高趋势。以第Ⅲ群鸟-胞内分枝杆菌和第Ⅳ群偶发分枝杆菌及龟分枝杆菌为多。

三、麻风分枝杆菌

麻风分枝杆菌简称麻风杆菌，是麻风病的病原菌。首先由 Hansen1937 年从麻风患者组织中发现。麻风分枝杆菌亦为抗酸杆菌，但较结核杆菌短而粗。抗酸染色着色均匀，呈束状或团状排列。为典型的胞内寄生菌，该菌所在的细胞胞质呈泡沫状称麻风细胞。用药后细菌可断裂为颗粒状、链状等，着色不均匀，叫不完整染色菌。革兰氏阳性无动力、无荚膜和芽孢。

麻风分枝杆菌是麻风的病原菌，麻风是一种慢性传染病，早期主要损害皮肤、黏膜和神经末梢，晚期可侵犯深部组织和器官，此菌尚未人工培养成功，已用犰狳建立良好的动物模型。人类是麻风分枝杆菌的唯一宿主，也是唯一传染源。本病在世界各地均有流行，尤以第三世界较为广泛。

麻风病根据机体的免疫、病理变化和临床表现可将多数患者分为瘤型和结核型两型，另外，还有界限类和未定类两类。治疗原则：早发现，早治疗。治疗药物主要有砜类、利福平、氯法齐明及丙硫异烟胺。一般采用两或三种药物联合治疗。

第四章　血液免疫学检验

第一节　自身免疫病的免疫学检验

自身免疫性疾病(auto immune disease,AID),简称自身免疫病,其病因复杂,患者临床症状往往不典型,常伴有其他疾病发生,且病情表现多样化,缺乏特异性检查诊断指标,无特殊治疗方法,病程迁延、易慢性化。疾病可发生在各种人群及各年龄段,女性较男性发病率高,以 20～50 岁多见,近年发现有随年龄增大而增高的趋势,故随着世界人口老龄化的产生,加之外界环境的变化,自身免疫病将有增多的可能,应引起广泛关注。

一、概述

(一)基本概念

一般情况下,机体能识别"自我",对自身不产生或仅产生微弱的免疫应答,这种现象称为自身免疫耐受。自身免疫耐受是机体维持免疫平衡的重要因素。某些情况下,机体自身免疫耐受遭到破坏,免疫系统对自身组织成分发生较强的免疫应答,这种现象称为自身免疫。

免疫系统受环境或遗传等因素作用,产生针对自身正常或变性组织、细胞、酶类等自身抗原成分的自身抗体或自身反应性 T 淋巴细胞(亦称为致敏 T 淋巴细胞,简称致敏 T 细胞),造成自身组织器官损伤或功能障碍所引发的疾病称自身免疫病。

(二)自身免疫病的基本特征

自身免疫病病因复杂、种类较多,疾病一般拥有以下十大特征:①多数病因不明,可有诱因或无诱因,无诱因者多称为自发性或特发性自身免疫病。②患者以女性居多,发病率随年龄增长而增加。③患者外周血中可检出高效价的自身抗体或针对自身组织细胞的致敏 T 细胞,自身抗体在不同的自身免疫病中有交叉和重叠现象,少数疾病有相关的特异性自身抗体。④自身免疫病有重叠现象,即一个人可同时患两种及以上自身免疫病。⑤病程往往较长,多迁延而成为慢性,病情发展与缓解常常反复交替,病情轻重程度与自身免疫调节紊乱密切相关。⑥损伤局部可见淋巴细胞、浆细胞、中性粒细胞浸润。⑦免疫抑制剂治疗大部分可取得较好的疗效。⑧在实验动物中经相关抗原免疫或输注自身抗体或输注自身反应性 T 细胞可复制出相似的疾病模型。⑨存在遗传倾向,已发现某些特定基因和自身免疫病发病有密切关系,如强直性脊柱炎与 HLA-B27 相关。⑩可能与环境因素有关。

(三)自身免疫病的分类

目前尚无统一的分类方法。一般按受累组织器官将其分为器官特异性与非器官特异性两大类。

二、自身免疫病发生的相关因素

自身免疫病发生的确切原因目前还不是很清楚,启动机制较为复杂,可能涉及自身抗原的暴露或改变、免疫调节以及遗传因素异常等。

（一）自身抗原方面的因素

1.自身抗原成分改变：理化、生物以及药物等因素作用于机体自身成分后引起自身抗原性发生改变。改变的自身成分能刺激 T、B 细胞产生自身免疫应答，导致自身免疫病发生。如变性 IgG 常可刺激机体产生抗变性 IgG 的抗体，引起类风湿关节炎。临床使用某些药物，可改变血细胞表面抗原性，引起自身免疫性溶血性贫血或粒细胞减少等。

2.免疫隔离部位的隐蔽抗原释放：人体脑、眼球、睾丸、心肌与子宫等部位存在隐蔽抗原，手术、外伤、感染等原因可破坏隔离屏障，造成隐蔽抗原释放入血或淋巴液，免疫系统误认它为"异物"，从而引起自身免疫病的发生。例如，眼外伤造成隐蔽抗原释放所引发的自身免疫性交感性眼炎。

3.共同抗原引起的交叉反应：有些细菌、病毒与正常人体一些组织细胞上有相同或类似的抗原表位，人体感染这些病原微生物后，针对这些细菌、病毒抗原产生的抗体和致敏 T 细胞，引起机体免疫应答以清除外来异物，同时也可能与自身组织细胞发生交叉反应，引起自身免疫病，这种现象称为分子模拟。分子模拟可引发多种自身免疫病。例如，A 族溶血性链球菌的多种抗原蛋白与人肾小球基底膜等有共同抗原，故感染链球菌可引起急性肾小球肾炎等。

（二）免疫调节机制紊乱方面的因素

正常情况下，机体内虽有针对自身抗原的 T、B 淋巴细胞，但机体有一个严格、精密控制的免疫调节系统，因而不发生自身免疫病。如果免疫调节系统功能紊乱，则有可能发生自身免疫病。免疫调节系统功能紊乱与下列因素有关。

1.MHC Ⅱ类抗原表达异常

一般情况下，体内多数组织器官只表达 MHC Ⅰ类抗原，不表达 MHC Ⅱ类抗原，在一些细胞因子作用下，有些组织细胞表面可异常表达 MHC Ⅱ类抗原，并可将自身抗原递呈给 Th 细胞，启动自身免疫应答，引起自身免疫病。原发性胆汁性肝硬化患者的胆管上皮细胞、糖尿病患者的胰岛内皮细胞和 B 细胞表面等均可异常表达 MHC Ⅱ类分子。

2.免疫忽视被打破

免疫忽视指免疫系统对低水平抗原或低亲和力抗原不发生免疫应答的现象。在胚胎发育期间，由于免疫忽视，针对低水平表达或低亲和力自身抗原的淋巴细胞克隆并未被删除且保持着对自身抗原的反应性，成为潜在的自身反应性淋巴细胞。

许多因素可打破免疫忽视，例如，在微生物感染之时，树突细胞（DC）可被激活并高水平表达协同刺激分子，此时如果递呈被免疫忽视的自身抗原就可能激活自身反应性淋巴细胞克隆，引起自身免疫病；细菌超抗原等多克隆刺激剂可激活处于耐受状态的 T 细胞，使其向 B 细胞发出辅助信号以刺激其产生自身抗体，引发自身免疫病；自身抗原的免疫忽视也可通过 Toll 受体的激活而被打破。异常情况下，凋亡细胞碎片清除发生障碍，碎片中的 DNA 片段可被 DNA 特异性的 B 细胞所识别并被内化，启动激活信号，激活 B 细胞产生抗 DNA 抗体，引发自身免疫病。

3.调节性 T 细胞功能失常

$CD4^+CD25^+$ 调节性 T 细胞（Treg）的免疫抑制功能异常为自身免疫病产生的一种原因。$CD4^+CD25^+$ 调节性 T 细胞功能缺陷小鼠易发生自身免疫病，将正常小鼠的 $CD4^+CD25^+$ 调节性 T 细胞过继给该小鼠可抑制其自身免疫病的发生。

(三)生理性方面的因素

1.年龄与性别

自身免疫病发病率随年龄增大而升高,这可能和随年龄增长胸腺功能低下引起的免疫功能紊乱有关。实验和临床资料均显示,自身免疫病可能和性别有关,性别使体内性激素水平不同。女性高发某些自身免疫病可能与体内雌激素水平相关,但其机制目前仍不清楚。

2.遗传方面的因素

自身免疫病发病和遗传因素呈密切相关,临床与实验均证实自身免疫病往往出现家系发病,患者家族中常常有家系成员患同一自身免疫病或其他自身免疫病;同卵与异卵双生子具有某些非常类似的自身免疫病发病模式;一些自身免疫病和性染色体有关;实验动物中一些品系小鼠易患某些自身免疫病。机体的遗传背景对自身免疫病易感性有影响。

(1)HLA 和自身免疫病易感性相关联:在众多的遗传因素中,科学家对 HLA 和自身免疫病易感性关联性进行了广泛深入的研究,现已发现许多自身免疫病的发生率与 HLA 的某些基因型表达的抗原检出率呈正相关。

(2)非 HLA 基因和自身免疫病易感性的关联:一些非 HLA 基因缺陷或异常也和自身免疫性疾病易感性相关,如 Fas/FasI。基因缺陷者,其活化诱导的细胞死亡(AICD)机制发生障碍,使自身反应性淋巴细胞凋亡受阻,易产生系统性红斑狼疮等,其他免疫分子如淋巴毒细胞相关抗原 4 (CTLA-4)、补体等基因缺乏也能导致免疫性肠炎、乳糜泻等自身免疫病。

三、自身免疫病的免疫损伤机制

自身免疫病的发生是自身抗体、自身反应性 T 细胞单个或共同介导对自身成分的免疫应答,其组织损伤多由Ⅱ～Ⅳ型超敏反应所致,参与的免疫学因素主要有自身抗体和 T 淋巴细胞。

(一)自身抗体的作用

自身抗体常通过激活补体系统、调理吞噬、介导细胞毒作用,以及发挥酶与介质的作用而引发自身细胞破坏或激活细胞表面受体而引发自身免疫病。

1.细胞表面或细胞外基质抗原自身抗体介导的组织损伤

自身抗体直接和其靶抗原结合,通过激活补体、趋化中性粒细胞及单核细胞、促进吞噬及释放炎症介质等,引起肥大细胞活化、血小板聚集、血管平滑肌扩张与凝血途径活化等,导致细胞或组织损伤。如自身免疫性溶血性贫血、肺出血、肾炎综合征等。

2.细胞表面受体自身抗体介导细胞与组织功能障碍

细胞表面受体与其自身抗体结合,可通过多种机制导致受体功能障碍。

(1)模拟配体作用:自身抗体与受体结合,自身抗体可模拟受体配体的作用,刺激并导致靶细胞功能亢进,如甲状腺毒症等。

(2)竞争性阻断效应:自身抗体与受体结合,阻断了受体与天然配体结合或改变受体结构,抑制受体功能。如胰岛素耐受性糖尿病。

(3)介导受体内化与降解:自身抗体和受体结合使受体内化并降解,或通过激活补体系统而引发细胞损伤,如重症肌无力。

3.免疫复合物介导的组织损伤自身抗体与可溶性自身抗原结合形成循环免疫复合物,并随血流沉积于某些组织,进而造成组织损伤。主要包括系统性红斑狼疮、类风湿关节炎、强直性脊柱炎,其中系统性红斑狼疮是该类疾病的代表。

(二)自身反应性 T 细胞的作用

自身反应性 T 细胞在多种自身免疫病的免疫损伤中起重要作用。CD8$^+$ CTL 细胞、CD4$^+$ Th1 细胞均可介导自身组织损伤。CTL 可直接攻击靶细胞;Th1 细胞可辅助 CTL 细胞,或者通过释放毒性细胞因子及促进炎性细胞聚集与激活的细胞因子,产生淋巴细胞与单核细胞浸润为主的炎性病变,直接或间接造成组织损伤。针对自身抗原,体内存在自身反应性 T 淋巴细胞时,在一定条件下可引发自身免疫病。如胰岛素依赖型糖尿病(IDDM)是由自身反应性 T 细胞引起的自身免疫病。

还有一点需说明,有的自身免疫病的发生是自身抗体和自身反应性 T 淋巴细胞混合作用的结果,如有些重症肌无力(MG)患者的体内既存在神经肌肉接头乙酰胆碱受体的自身抗体,也存在乙酰胆碱受体自身反应性 T 淋巴细胞。

四、临床常见的自身免疫病

许多自身免疫病与超敏反应密切相关,主要分为由Ⅱ型、Ⅲ型、Ⅵ型超敏反应引起的自身免疫病。临床常见的有系统性红斑狼疮、类风湿关节炎及甲状腺毒症等,现分述如下。

(一)系统性红斑狼疮(SLE)

SLE 是一种多器官、多系统被累及的小血管及结缔组织疾病,多发于中青年女性,病程往往呈现缓解与复发交替出现。患者体内有针对核酸、核蛋白和组蛋白而产生的抗核抗体及其他自身抗体。

自身抗体和相应抗原结合形成免疫复合物,进而沉积在心血管结缔组织、肾小球基底膜、浆膜、关节滑膜与多种脏器小血管壁上,并在局部激活补体,吸引中性粒细胞到局部组织,造成其慢性炎性损伤。

依据损害器官的不同,患者临床表现常有面颊部红斑、盘状红斑、光敏性红斑(皮疹)、关节痛、肾损害(尿蛋白>0.5g/d,细胞管型等)、心血管病变、浆膜炎、血液学异常[溶血性贫血,白细胞减少和(或)血小板减少]、精神症状,有时也有发热等。

(二)类风湿关节炎(RA)

RA 多发于青壮年,女性多于男性。患者手与脚的小关节常呈向心性对称发病,老年患者可能发生远端大关节受累,关节畸变程度和病程长短有关。患者可伴有血管炎、皮肤与肌肉萎缩、皮下结节、浆膜炎、淋巴结病、(局限型)肺炎、脾肿大及白细胞减少等临床表现。

疾病发生与患者体内出现类风湿因子(RF)有关,它是免疫系统针对体内变性 IgG 产生的自身抗体。变性 lgG 可与 RF 结合成免疫复合物,沉淀于关节滑膜等部位,激活补体,在局部引起慢性渐进性免疫炎症性损害,引起滑膜炎症,产生渗出液、肉芽肿、软骨与骨细胞破坏、类风湿结节等,部分病例可累及心、肺及血管等。

(三)甲状腺毒症

患者血清中产生针对促甲状腺激素受体的自身 IgG 抗体,由此而引发自身免疫病。患者体内产生的 IgG 抗体持续作用于甲状腺细胞的促甲状腺激素受体,刺激甲状腺细胞分泌过多的甲状腺素,使患者出现甲状腺功能亢进。

某些自身抗体能过继诱导相应的自身免疫病。如患毒性弥漫性甲状腺肿的母亲血液中的自身促甲状腺激素受体激动剂样 IgG 类抗体能通过胎盘进入胎儿体内，其婴儿在出生后前几周表现为甲状腺功能亢进的症状。

其他较常见的自身免疫病还有干燥综合征、多发性肌炎与皮肌炎、硬化病等。干燥综合征(SS)常与系统性红斑狼疮、硬皮病、淋巴增生性疾病以及胆汁性肝硬化等伴随而发生。其典型的临床特征为腺体分泌功能异常，导致皮肤与黏膜干燥，侵犯泪腺和唾液腺，产生眼干与口干。约半数患者有鱼鳞样的皮肤干燥，患者抗 SSA 抗体、抗 SSB 抗体等通常为阳性。

多发性肌炎(poly myositis,PM)是以肌肉损害为主要临床表现的自身免疫病，如果同时伴有皮肤损害，则称为皮肌炎(dermato myostis,DM)。PM 常表现为近端肌群无力且伴触痛，随病情发展患者可有呼吸困难，甚至生命危险。多发性肌炎与皮肌炎患者有多种自身抗体，较为特异的是抗 Jo-1 等。

硬化病(SSc)也是较为常见的自身免疫病，其最典型的临床表现为皮肤变紧、变硬。病变仅累及皮肤而不伴有内脏器官时则称为进行性系统性硬化症(PSS)。其特异性抗体为抗 Scl-70 抗体，80%～95% 的局限性硬化症患者可检测到抗着丝点抗体。

五、自身免疫病的免疫学检验

自身免疫病主要是机体针对自身成分产生相应自身抗体和(或)致敏淋巴细胞而引发的相应疾病。临床上自身免疫病的诊断，目前主要依靠临床表现及自身抗体检查，故无论是临床医生，还是临床检验工作者，都需要掌握或熟悉自身抗体及其相关知识。

(一)自身抗体的分类及其命名

1.自身抗体的分类

自身抗体分类方法较多，目前主要有两类分类方法。

(1)根据致病自身抗原体内分布范围分为器官特异性自身抗体和非器官特异性自身抗体。

(2)根据检测自身抗体所用基质分为细胞自身抗体和组织自身抗体。

2.自身抗体的命名

自身抗体的命名尚不统一，一种抗体常常有几个名称，如抗丝集蛋白抗体，也有称抗角质蛋白抗体等。自身抗体的命名一般以下述原则进行。

(1)以首先被检测到该抗体的患者名字的缩写进行命名，如抗 Sm 其同义名为抗 SSA；抗 La，其同义名为抗 SSB。

(2)以相关疾病名称的缩写进行命名，如抗 Scl-70、抗 SSA、抗 SSB 等。

(3)以抗原化学性质进行命名，如抗 DNA、抗 U1-RNP 等。

(4)以抗原所在部位进行命名，如抗核膜抗体等。

目前习惯上以自身抗体针对的抗原进行命名。与特定疾病高度相关的自身抗体称该疾病的标志性抗体。

(二)自身抗体的常用检测方法

抗体检测的所有方法均可用于检测自身抗体，目前常用的检测方法有免疫荧光法、ELISA、免疫印迹法、胶乳凝集试验。

(三)自身抗体检测及其相关自身免疫病诊断

1.抗核抗体

抗核抗体(anti nuclear antibody,ANA)是一组将各种自身细胞核成分作为靶抗原的自身抗体的总称。ANA 主要是 IgG,其次有 IgM、IgA 和 IgD,无种属与器官特异性,故这一类抗体可和所有动物的细胞核发生反应。迄今被发现的已有二十余种 ANA,主要存在于血清中,也可在胸腔积液、关节滑膜液和尿液中检测到。

大多数自身免疫病患者 ANA 均可呈阳性,但 ANA 阳性并不一定患有自身免疫病,正常老年人可有低滴度的 ANA。总 ANA 检测在临床诊断与鉴别诊断中已成为一个非常重要的筛查试验。

各种 ANA 在不同自身免疫病中可出现不同组合,能形成各种疾病或疾病亚群的特征性抗体谱。ANA 阳性者应进一步检测各亚类抗核抗体,这对明确诊断、临床分型、病情预后及疗效评价均有重要意义。

根据抗原分布部位和细胞内分子理化性质将抗核抗体分为四大类:抗 DNA 抗体、抗组蛋白抗体与抗非组蛋白抗体以及抗核仁抗体。各大类又因抗原特性的不同再分为许多亚类。

(1)ANA 的检查方法:临床常用间接免疫荧光法作为总 ANA 筛检试验,用核质丰富的培养细胞 Hep-2 细胞作为抗原,是目前最常用的检测方法。

(2)常见 ANA 荧光图形

1)均质型(homogeneous,H 型):胞核均匀着染荧光素,核仁部位可不着色,分裂期细胞浓缩色体荧光强度增大。和均质型相关的自身抗体主要有抗双链 DNA 抗体与抗单链 DNA 抗体、抗组蛋白抗体和抗核小体抗体。

高滴度均质型抗核抗体主要见于系统性红斑狼疮,低滴度均质型抗核抗体可见于类风湿关节炎、慢性肝病等。

2)颗粒型(speckled,S 型):也称斑点型,胞核内出现颗粒状荧光,分裂期细胞染色体无荧光显示。与颗粒型相关的自身抗体涉及抗 nRNP 抗体,如抗 U1-nRNP、抗 Sm、抗 SSA、抗 SSB 等。

高滴度的颗粒型常见于混合性结缔组织病,也可见于系统性红斑狼疮、干燥综合征、硬化症等。

3)核膜型(membranous,M 型):也称周边型,荧光主要显示在细胞核的周边且形成荧光环,或者是在均一的荧光背景上核周边荧光增强;分裂期细胞浓缩染色体着染阴性,也有人认为,只有 Hep-2细胞未固定好时,才会出现周边型荧光。

现认为此类型主要见于原发性胆汁性肝硬化患者。

4)核仁型(nucheolar,N 型):荧光着色主要分布在核仁区,分裂期细胞染色体无荧光着染。相关抗体为核仁特异的低相对分子质量 RNA 抗体,如抗原纤维蛋白(U3-RNP)抗体、抗 Scl-70 抗体等。

核仁型在系统性干燥综合征中出现率最高,特别是高滴度核仁型对诊断硬皮病具有特异性,但核仁型也见于其他。

未治疗的 SLE 与混合性结缔组织病(MCTD)患者,大约 95% 以上都有较高滴度抗核抗体,1:100以上即可怀疑临床疾病。抗核抗体阴性时,对排除非系统性红斑狼疮有较高的价值,故抗核抗体检测为系统性红斑狼疮的最佳筛检试验。

抗核抗体荧光图形分类对于自身免疫病的鉴别诊断具有提示作用,但要明确属哪一亚类自身抗体,还须对抗核抗体谱系做进一步的检查,不能只凭荧光核型对自身抗体做出相关的判断。

2.抗双链 DNA 抗体(抗 dsDNA)的检测及其临床意义

抗 dsDNA 抗体其反应位点在 DNA 外围区的脱氧核糖磷酸框架上。目前,抗 dsDNA 抗体的检测方法有间接免疫荧光法、放射免疫分析法、ELISA 及芯片技术。

用绿蝇短膜虫为基质的间接免疫荧光法能特异性检测抗 dsDNA 抗体,且有较高的疾病特异性和灵敏度,由于绿蝇短膜虫的虫体为圆形或卵圆形,其动基体(kinetoplast)由环状双链 DNA 构成,且通常不含有其他细胞核抗原,能和动基体起反应的自身抗体仅有抗 dsDNA 抗体,所以有高度的特异性;仅细胞核或鞭毛体的荧光应判断为抗 dsDNA 抗体阴性。用此法检测可见抗 dsDNA 抗体和动基体结合后发出致密光亮点,动基体可单独发荧光,也能与核同时发出荧光。抗双链 DNA 抗体低滴度时,在 Hep-2 细胞片上则不易检出。但在绿蝇短膜虫基质片上,用 1∶10 稀释时即出现动基体阳性,故其灵敏度高。

抗 dsDNA 抗体为系统性红斑狼疮患者的特征性标志抗体,为系统性红斑狼疮重要的诊断标准之一。抗 dsDNA 抗体滴度和疾病活动度相关,抗体滴度的动态检测可指导治疗。抗 dsDNA 抗体参与系统性红斑狼疮发病,此抗体可形成多种冷沉淀而导致血管炎、蝶形红斑及狼疮性肾炎等。

临床意义:抗 dsDNA 抗体诊断 SLE 的特异性能达 95%,但其敏感性只有 30%～50%,故抗 dsDNA 抗体阴性不能排除 SLE 的诊断。抗核小体抗体也可用于系统性红斑狼疮诊断。

(四)抗 ENA 抗体谱的检测及其临床意义

ENA(extractable nuclear antigens)是可提取核抗原的总称,用盐水或磷酸盐缓冲液可从细胞核中提取 ENA 抗原。ENA 为非组蛋白的核蛋白,属于酸性蛋白抗原,是许多小相对分子质量 RNA(100～125 个核苷酸)和各自对应的特定蛋白质组成的核糖核蛋白(RNP)颗粒,这样的组成使其抗原性得以增强,分子中无 DNA。ENA 抗原主要包括 RNP、Sm、SSA、SSB、Jo-1;Scl-70 等抗原,这些抗原有各自的抗原特异性,因其与蛋白质组成后的抗原相对分子质量大小各异,电泳时可被分成不同相对分子质量的抗原条带。相应的自身免疫病能产生相应的抗 ENA 抗体。按照 ENA 抗体相对分子质量与抗原特性的不同,可用不同的免疫方法检测这些自身抗体。不同特性的抗 ENA 抗体在各种自身免疫病中的阳性率差异明显,有的有很高的特异性。对其进一步检测,可协助诊断和鉴别诊断自身免疫病,临床意义重大。

1.检测方法

抗 ENA 抗体谱检测的方法较多,较早常用的方法有双向免疫扩散、对流免疫电泳,但敏感度和特异性较低。自从 1979 年免疫印迹法被引进中国后,因在同一载体上可作多项分析,且灵敏度高,特异性强,易操作,现已成为临床实验室广泛采用的抗 ENA 抗体谱的检测方法。据参照区带的相对位置,就可辨读出各种特异性抗 ENA 抗体的类型。

2.临床意义

(1)抗 Sm 抗体:Sm 抗原属小核糖核蛋白(snRNP 或 nRNP)颗粒,参与 mRNA 前体的剪切,由富含尿嘧啶的核 RNA(U-RNA)与各种特定蛋白组成,据其色谱测定性质,U-RNA 可分为 U1-U6RNA,常见的为 U1RNA,其次为 U2RNA、U4-U6RNA,分布在细胞核内,U3RNA 分布在核仁上,常与原纤维蛋白结合,它与蛋白质形成复合物后相对分子质量为 9～70kD。抗 Sm 抗体只在系统性红斑狼疮(SLE)患者中发现,属于 SLE 的血清标志抗体,已列入 SLE 的诊断标准。30%～40%的 SLE 患者抗 Sm 抗体阳性,故其阴性不能排除 SLE。与抗 dsDNA 抗体相比,抗 Sm 抗体水平与 SLE 疾病活动性不相关,和临床表现也不相关,治疗后的 SLE 患者亦可有抗 Sm 抗体阳性存在。抗 Sm 抗体检测对早期、不典型的 SLE 有很大的诊断价值。

(2)抗核小体抗体:主要见于系统性狼疮患者血清中。对 SLE 诊断的特异性可达到 95%。

(3)抗核糖体 P 蛋白抗体(ARPA):为系统性狼疮的特异性自身抗体。抗核糖体 P 蛋白抗体在干燥综合征、皮肌炎/多肌炎、系统性硬化症、夏普综合征以及健康献血者中未曾检出。近年来研究认为核糖体 P 蛋白抗体的出现与狼疮性脑病密切相关。

(4)抗 U1-nRNP 抗体:通常所说的抗核 RNP(nuclear RNP nRNP 或 RNP)抗体,因其抗原物质常为含有 UIRNA 及核蛋白的复合物,故又称为抗 U1-nRNP 抗体,是诊断混合性结缔组织病的重要血清学依据,高滴度的抗 U1-nRNP 抗体是混合性结缔组织病的特征性抗体,已列入混合性结缔组织病的诊断标准。其抗体在混合性结缔组织病患者的阳性检出率可高达 95%。无论在疾病的活动或缓解期,高滴度的抗 nRNP 抗体均可持续存在。

抗 nRNP 抗体尚无疾病特异性,在其他自身免疫病中也有不同的阳性检出率,不过滴度均低于混合性结缔组织病患者。Sm 与 nRNP 分别属于同一分子(RNA-核蛋白颗粒)抗原位置上的不同位点,抗 Sm 抗体能与所有的 nRNP 反应,故抗 Sm 抗体与抗 nRNP 抗体常同时阳性,但抗 U1-nRNP抗体则不一定。

(5)抗 SSA 抗体与抗 SSB 抗体:它们是干燥综合征最常见的自身抗体。其阳性检出率分别是 70%~80%、40%,抗 SSB 抗体的特异性高于抗 SSA 抗体,可达 50%~60%。两抗体共同检测可提高干燥综合征患者的诊断阳性率。一些 SLE 患者其阳性率分别为 35% 与 15% 左右。

(6)抗 Scl-70 抗体:抗 Scl-70 抗体几乎只在硬皮病患者中检出,其靶抗原成分是相对分子质量为 70kD 的拓扑异构酶 I (topo-I),故称其抗体为抗 Scl-70 抗体。在系统性硬皮病中的阳性检出率为 20%~40%,在进行性系统性硬化症患者中的阳性检出率依据实验方法与疾病的活动度不同,为 25%~75%,在其他自身免疫病中极少有阳性结果,正常人为阴性。

(7)抗 Jo-1 抗体:又称多发性肌炎-1 抗体(PM-1 抗体),此抗体最常见于多发性肌炎(PM)。PM-1 自身抗原是相对分子质量为 110kD 和(或)80kD 的多肽(核仁蛋白)。抗 PM-1 抗体在多发性肌炎的阳性检出率可达 40%~50%,在多发性肌炎、皮肌炎患者中阳性检出率为 25%,单独皮肌炎检出率不到 10%,在其他自身免疫病中抗 PM-1 抗体几乎阴性,故其对诊断多发性肌炎具有特异性。

多发性肌炎和硬皮症重叠的患者,抗 PM-1 抗体的阳性率可高达 85%。

另外,还有抗着丝点抗体(ACA)、抗增殖性细胞核抗原抗体(PCNA)、抗组蛋白(H)抗体及抗线粒体-M2 抗体(AMA-M2),它们分别和局限性系统性硬化症、SLE、RF 及原发性胆汁硬化性肝硬化相关。

(五)类风湿关节炎相关自身抗体的检测与临床意义

1.类风湿因子(rheumatoid factor,RF)

RF 最早由 Rose 等人在 RA 病人血清中发现。RF 主要为 19SIgM,也可有 7SIgM 和 IgA,它和天然 IgG 结合能力较差,最易和人及动物的变性 IgG 或免疫复合物中的 IgG 结合,形成的免疫复合物可活化补体,或者被吞噬细胞吞噬。吞噬细胞可释放溶酶体酶、胶原酶及前列腺素 E_2 等物质,在炎症黏附分子等的参与下,导致组织炎性损伤,引发关节炎及血管炎。

常见的类风湿因子有 IgM 型、IgG 型、IgA 型与 IgE 型,IgM 型被认为是 RF 的主要类型,也是临床免疫检验中最常用的测定对象。

(1)检测方法:胶乳颗粒凝集试验为检测 IgM 型 RF 的常用方法,只能定性或半定量,灵敏度与特异性均不高,仅能检出血清中的 IgM 型类风湿因子;速率散射比浊法检测类风湿因子快速、准确,可定量分析,灵敏性与准确性均高于胶乳凝集法,此法已逐渐替代胶乳凝集法,但其仍只能检出 IgM 型类风湿因子;ELISA 可测定不同类型的类风湿因子。

(2)临床意义:RF 在 RA 患者中的阳性率很高,约为 80%,属于 RA 患者中最常见的自身抗体。高滴度 RF 有助于 RA 患者的早期诊断,其滴度与患者的临床表现相关。另外,部分老年人和其他自身免疫病患者也可检测到 RF,其阳性率为 28.9%~50%。尽管在多种疾病中,RF 可呈阳性,但浓度一般低于 40U/mL,随其浓度增加,其对 RA 诊断的特异性增高。

Ig 浓度监测及分型检测有助于病情分析及预后判断,病变部位检出高浓度 Ig 意义更大。

RF 阴性时不排除 RA,有些 RA 患者血清 RF 阴性,该类患者关节滑膜炎轻微,极少发展为关节外类风湿病。

2.抗丝集蛋白抗体(AFA)

AFA 又称抗角蛋白抗体(AKA)。AFA 主要见于类风湿关节炎患者,其阳性率为 30%~55%,特异性可达 95%~99%。在其他疾病,AFA 的检出率极低。AFA 同类风湿关节炎有显著相关性。

(1)AFA 检测方法:常用间接免疫荧光法,以大鼠食管中段黏膜组织切片作为基质。AFA 的靶抗原是食管角质层蛋白与上皮层角质基底层蛋白及角质棘层蛋白。

(2)临床意义:抗丝集蛋白抗体对类风湿关节炎早期诊断具有重要意义,与类风湿因子联合检测,能进一步提高诊断效能。抗丝集蛋白抗体属于判断类风湿关节炎预后的一个标志性抗体,高滴度常提示疾病较为严重。抗丝集蛋白抗体敏感性较低。阴性尚不能排除类风湿关节炎,抗丝集蛋白抗体与类风湿因子极少同时平行检出。

3.抗环瓜氨酸肽抗体(CCP)

丝集蛋白中的瓜氨酸是主要抗原表位,用合成的环瓜氨酸肽作为 ELISA 的抗原基质检测抗 CCP 抗体,其敏感性可达 80%。抗 CCP 抗体是一个高度特异性诊断类风湿关节炎的新指标,已被纳入类风湿关节炎的诊断标准。

(1)检测方法:目前最常用的检测方法为 ELISA。

(2)临床意义:抗 CCP 对类风湿关节炎诊断的特异性为 96%,在疾病早期阶段即可呈阳性,具很高的阳性预测值。抗 CCP 特异性显著高于类风湿因子,且阳性患者更易发生关节损伤。

(六)自身免疫病相关的其他实验室检测

自身免疫病自身抗体虽为主要的检查内容,但其他免疫学指标(如 IgG、IgA、IgM 和补体等)有无变化也能为临床诊疗提供帮助。

1.免疫球蛋白、补体检测及临床意义

(1)免疫球蛋白检测及其意义:自身免疫病患者免疫功能紊乱,体内产生了大量自身抗体,所以血清 Ig 含量常常高于正常值。其中 IgG 升高较明显,IgM、IgA 也可升高。其含量的波动与疾病活动呈一定相关性,动态观察血清或局部体液中 1g 含量变化,能辅助分析病情。

（2）补体监测及其临床意义：在以Ⅱ型、Ⅲ型超敏反应机制引发的自身免疫病中，补体参与反应。这类患者因疾病活跃期时消耗了大量补体，总补体活性（CH50）与单一补体含量均明显降低。在疾病缓解期，补体含量又可逐渐恢复正常。故监测补体含量的变化对了解疾病的进展与治疗效果有重要意义。T细胞引起的自身免疫病，补体含量变化不明显。

2.淋巴细胞检测及临床意义

尽管自身免疫病多与自身抗体有关，但起主导作用的还是淋巴细胞，故检测淋巴细胞亚群数量及其功能变化，可反映患者体内免疫细胞状况，进而为临床治疗提供参考指标。

3.细胞因子检测及其临床意义

目前临床上已开始用生物合成的抗细胞因子抗体治疗一些自身免疫病，目的是降低过强的免疫应答、缓解免疫病理损伤，如用抗 IL-10 单克隆抗体治疗 SLE，用抗 TNF-α 抗体治疗类风湿关节炎。故在疾病病程中检测这些细胞因子不但对疾病发生机制的研究有作用，而且还可了解病程进展并指导治疗。

4.循环免疫复合物检测及其临床意义

随血液循环的免疫复合物称为循环免疫复合物（CIC）。免疫复合物沉积能引起一系列病理生理反应，进而形成免疫复合物病。故检测体内免疫复合物，对自身免疫病的诊断、疗效观察、预后判断和病情演变及发病机制的探讨等有重要意义。

第二节　免疫增殖病的免疫学检验

免疫增殖病是指免疫器官、免疫组织或免疫细胞（淋巴细胞、浆细胞、单核巨噬细胞）异常增生（良性或恶性）引起的机体病理损伤。主要是由于免疫系统受刺激时反应异常，引起淋巴细胞克隆异常增殖造成免疫系统肿瘤性或非肿瘤性的增殖，从而引起免疫球蛋白质和量的变化以及免疫功能异常的一类疾病。该组疾病多属血液病范畴，本节主要探讨与单克隆浆细胞恶性增殖相关的免疫增殖病及其检验。

一、概述

（一）免疫增殖病的概念与分类

免疫增殖病通常是指以浆细胞、淋巴细胞和巨噬细胞异常增生为特征的疾病，有人将此类疾病称为免疫系统肿瘤，当这种肿瘤发生于淋巴组织或器官时称为淋巴瘤（lymphoma），而如果以血液中免疫细胞的异常增多为特征则称为白血病（leukemia）。以前对它们的分类和研究主要是基于细胞的形态和相关的临床表现，但由于不同淋巴细胞群之间存在不同的表面标志，现在常以增殖细胞的表面标志进行分类。

白血病性免疫增殖病主要指急性淋巴细胞性白血病（ALL）、慢性淋巴细胞性白血病（CLL）和毛细胞白血病。淋巴瘤包括霍奇金病（HD）和非霍奇金淋巴瘤（NHL）。1997年世界卫生组织下属的国际血液学家和肿瘤学家临床咨询委员会将淋巴瘤划入白血病的范畴，分为T细胞瘤和NK细胞瘤、B细胞瘤和霍奇金病，其中，T和B细胞瘤又可以分为前提或淋巴母细胞瘤、成熟（外周）T和B细胞瘤。

(二)免疫球蛋白病的概念与分类

免疫增殖病与免疫学检验最为密切的是 B 淋巴细胞异常增殖或其他导致免疫球蛋白异常的疾病。临床上常将这类外周血中超常增高或尿中出现异常免疫球蛋白片段的疾病称为免疫球蛋白病,免疫球蛋白电泳位置在球蛋白区域(丙种球蛋白),故又称丙种球蛋白病。免疫球蛋白病不是一种单一的疾病,而是一组复杂的病理现象。

按照异常增加的免疫球蛋白的性质,可将免疫球蛋白病分为多克隆免疫球蛋白病和单克隆免疫球蛋白病。

多克隆免疫球蛋白病指各种免疫球蛋白产生细胞全面增殖,使五种免疫球蛋白全面增加;或虽只有一种免疫球蛋白增殖,如 IgG 或 IgA、IgM 等,但轻链的 K/y 值不变。多克隆免疫球蛋白多为良性反应增殖,但也可继发于某些恶性疾病。常见于慢性肝病(慢性活动性肝炎、肝硬化)、自身免疫性疾病(如系统性红斑狼疮、类风湿关节炎、硬皮病、结节性多动脉炎、重症肌无力等)、慢性炎症(如结核、胆道感染、骨髓炎、亚急性心内膜炎等)、病毒感染等。

单克隆免疫球蛋白病是指由单株浆细胞异常增殖所引起患者血清和尿中出现理化性质十分均一的异常增高的单克隆蛋白(MP,常简称 M 蛋白)所致的疾病。M 蛋白可以是 IgG、IgA、IgM、IgD 或 IgE 中的任何一类,也可以是轻链中的任何一型;可以是完整的免疫球蛋白分子,也可以是单纯的游离重链或者轻链。游离于血清中的轻链可以从尿中排出,称为本周蛋白(BJP)。M 蛋白与正常免疫球蛋白相比,虽然结构相似,但是没有抗体活性,所以又称副蛋白。异常增高的免疫球蛋白对于诊断免疫球蛋白病具有重要的临床意义。

单克隆免疫球蛋白病又可分为良性和恶性,除原发外,也可继发于某些良性或恶性疾病。

二、免疫增殖病的免疫损伤特点

通常的免疫细胞增殖是生理性的,但这里所涉及的免疫细胞增殖是异常增生,完全不具有免疫活性,它将造成免疫系统的直接损害或通过其生长行为和分泌有关物质进一步损害正常的免疫细胞和其他组织,最终致病。下面以浆细胞恶性增生为例,阐述有关免疫损伤机制。

(一)浆细胞异常增殖

浆细胞异常增殖通常是指单克隆浆细胞异常增生并伴有单克隆免疫球蛋白或其多肽链亚单位合成异常。浆细胞异常增殖的原因至今尚未阐明,可能与以下因素有关。

1.造血干细胞异常

有人认为多发性骨髓瘤(浆细胞异常增生所导致的疾病)属早期干细胞病,在患者的骨髓及外周血中存在骨髓瘤祖细胞,经适当刺激后,可以分化为骨髓瘤细胞,提示骨髓瘤起病于造血干细胞阶段。

2.遗传学改变

在临床研究中发现骨髓瘤与 HLA 抗原有关,进一步研究证明骨髓瘤患者细胞染色体存在脆弱位点,其主要发生于 1 号、11 号和 14 号染色体,使 B 细胞在向浆细胞增殖分化过程中容易发生易位、缺失等变异,虽未发现有特征性的改变,但这些变化可以引发癌基因的活化,几乎 100% 的患者有 c-myc、bcl-2 等癌基因的过度表达。

3.细胞因子异常

B 细胞的增生、分化、成熟至浆细胞的过程与多种淋巴因子有关,其中 IL-6 备受重视。IL-6 可刺激 B 细胞增生并最终分化为产生免疫球蛋白的浆细胞,目前研究证实转变成骨髓瘤的浆细胞仍呈 IL-6 依赖性。临床检测表明骨髓瘤患者 IL-6 确有异常升高的现象,究其来源,发现患者的浆细胞瘤本身和骨髓间质细胞可以异常分泌高水平的 IL-6。由此产生自分泌生长说和旁分泌生长说。不过通过外源性 IL-6 并不能诱发浆细胞瘤的发生,因此,高水平的 IL-6 可能只是产生浆细胞瘤的因素之一,或是浆细胞瘤发生的结果,但异常的细胞因子对影响肿瘤细胞的生长行为方面的作用不能否认。基于此点,有人试用 IL-6 抗体治疗骨髓瘤,疗效尚待评估。

4.免疫调节异常

患者 T 细胞总数和 $CD4^+$ T 细胞减少,$CD8^+$ T 细胞相对多,$CD4^+/CD8^+$ 值降低,并与病情的进展相关;患者正常 B 细胞数量减少,功能受到抑制,存在异常的前 B 细胞,B 细胞成熟受阻。

5.其他

除以上因素外,有资料报道病毒感染、环境、化学物质及电离辐射等因素在骨髓瘤的发病过程中也可能发挥一定的作用。

(二)正常体液免疫抑制

正常的体液免疫是 B 细胞的增殖分化产生免疫效应的过程,这一过程与多种淋巴因子有关;IL-1 可激活 IL-2 基因表达,IL-2 和 IL-3 可促使早期 B 细胞增生、分化,IL-4 可启动休止期的 B 细胞进入 DNA 合成期,IL-5 可促进 B 细胞继续增殖、分化,IL-6 可刺激 B 细胞增生并最终分化为产生免疫球蛋白的浆细胞。正常情况下 IL-6 可以反馈抑制 IL-4,控制 B 细胞的增殖分化过程,而浆细胞瘤患者体内 IL-6 水平异常增高,其最直接的效应是抑制 IL-4 的产生,从而抑制了整个体液免疫反应过程。

此外,浆细胞瘤细胞可以分泌大量的无抗体活性的免疫球蛋白,其 Fc 段与具有 Fc 受体的正常 B 细胞、原浆细胞以及其他细胞结合,使这些细胞表面被无活性的免疫球蛋白封闭,从而阻断 B 细胞的增殖、发育,影响抗原递呈和对其他生物信息的接收。

(三)异常免疫球蛋白增生所造成的病理损伤

浆细胞异常增殖的后果是产生大量的单克隆异常免疫球蛋白或免疫球蛋白片段,这些异常免疫球蛋白或免疫球蛋白片段不具有正常抗体功能,但可以沉积于组织,造成组织变性和淋巴细胞浸润,进而导致相应器官的功能障碍。单克隆免疫球蛋白浓度过高,甚至可以导致血液黏稠度增加,产生一系列直接或间接的病理损害。

(四)溶骨性病变

浆细胞瘤大多伴有溶骨性破坏。以往认为浆细胞瘤的骨髓破坏是瘤细胞向骨髓中浸润生长的结果,但目前看来并非如此,研究观察发现,受损骨组织中并没发现大量浸润生长的浆细胞,而发现破骨细胞的数目明显增多,且在发病早期就有骨质吸收增加,因此,考虑溶骨性破坏是由于骨质形成细胞调节功能紊乱的结果。近期研究认为,骨组织的基质细胞和成骨细胞可产生两种蛋白——骨保护素(OPG)及其配体(OPGL)。OPGL 促进破骨细胞的分化和活性,而 OPG 抑制这些过程。体内外研究证明,骨髓瘤细胞可增加 OPGL 表达,减少 OPG 生成,从而影响骨髓微环境中 OPGL 的生理平衡,这可能是骨髓瘤患者发生溶骨性病变的主要原因。

三、常见的免疫增殖病

免疫球蛋白异常增殖性疾病常特指由于浆细胞的异常增殖而导致的免疫球蛋白异常增生进而造成机体病理损伤的一组疾病。常见的免疫球蛋白单克隆增殖性疾病包括多发性骨髓瘤、原发性巨球蛋白血症、重链病、轻链病、意义不明的单克隆丙种球蛋白血症和冷球蛋白血症等。

(一)多发性骨髓瘤

多发性骨髓瘤又称浆细胞骨髓瘤,是单株浆细胞异常增生的恶性肿瘤,是免疫增殖病中最常见的一种类型。该瘤起源于骨髓的原始网状组织,偶发于髓外组织。病灶一般多发,可同时发生于多处骨骼,每个骨中又可有多个病灶,单发的甚为少见,故又被称为多发性骨髓瘤(MM)。病灶好发于红骨髓丰富的骨中,常见于扁骨,如颅骨、脊柱、骨盆及肋骨等处,晚期,长骨如肱骨及股骨亦可受累。发病年龄为 40~70 岁,男女比例为 1.6∶1。本病呈进行性,但适当的治疗可延长生存期并提高生活的质量。

1.临床主要特征

多发性骨髓瘤起病缓慢,患者早期可无特殊症状,仅表现为血沉增快,血中检出 M 蛋白或不明原因蛋白尿,若不警惕本病并作进一步检查,则易发生误诊或漏诊。典型患者的临床表现和病理变化如下。

(1)骨骼破坏:骨髓瘤细胞恶性增殖,造成骨质疏松和溶骨性病变,导致骨痛或不同部位的自发性骨折。骨痛常为多发性骨髓瘤的首发症状和就诊原因。由于骨质疏松和骨质破坏,钙从骨质中逸出,致使血钙增高,高钙血症可引起头痛、呕吐、多尿、便秘,重者可致心律失常、昏迷甚至死亡。高钙血症发生于约 16% 的初诊患者。

(2)贫血和出血:恶性增殖的骨髓瘤细胞代替了骨髓中的正常成分,引起贫血、粒细胞和血小板减少。此外,肾功不全、反复感染、营养不良等因素也会造成或加重贫血。

(3)高黏滞综合征:大量产生的 M 蛋白使血液黏度增加,引起血流缓慢、组织淤血和缺氧,出现高黏滞综合征,表现为紫癜、鼻出血、头晕、头痛、耳鸣、视力模糊与障碍、倦怠迟钝、记忆力减退、共济失调、精神错乱甚至意识丧失。

(4)感染:正常多克隆免疫球蛋白减少及中性粒细胞减少,易发生细菌性感染,甚至败血症,亦可见真菌、病毒,病毒性带状疱疹也可见。感染是常见的初发症状,也是常见的死亡原因之一。

(5)肾功能损害:M 蛋白可直接沉积于肾小管中,造成肾小管上皮细胞淀粉样变性,发生肾病综合征,严重时导致肾功能衰竭。出现本周蛋白尿的患者,肾脏损害最为常见。与感染一样,肾功能衰竭既可以是本病的初发表现,也是主要死亡原因之一。

(6)髓外浸润:骨髓瘤细胞髓外浸润其他组织,可使肝、脾、淋巴结肿大,浸润脊髓可引起感觉运动功能障碍甚至截瘫等。

2.免疫学主要特征

实验室一般检查可见血沉明显加快,常达 80~100mm/h 或以上,外周血涂片中红细胞常呈缗钱状排列,血尿素氮、血清肌酸和血清尿酸(瘤细胞分解产生尿酸增多和肾脏排泄尿酸减少)常增高。骨髓中异常浆细胞增生导致正常造血功能受抑制,异常浆细胞比例超过 15% 或病变活检处有异常浆细胞浸润是本病的基本病理特征,也是诊断多发性骨髓瘤的首要条件。免疫学检查对该病的诊断、分型、临床分期及预后判断都有重要意义。

(1)免疫球蛋白测定:相应单克隆 IgG、IgA、IgM、IgD、IgE 升高。异常单克隆免疫球蛋白大量增多的同时,正常免疫球蛋白常明显减少。

(2)血、尿轻链测定:相应轻链 κ 或 λ 升高,κ/γ 值异常。

(3)血白蛋白电泳:出现狭窄浓集的异常区带,其区带宽度与 Alb 带大致相等或较其狭窄,即 M 蛋白带。

(4)免疫电泳或免疫固定电泳:免疫电泳或免疫固定电泳在不同泳道出现相应的异常条带,可以对多发性骨髓瘤进行进一步的鉴定和分型。

3.分型

根据血清中 M 蛋白的类别不同,可将浆细胞骨髓瘤分成不同类型,其中多为 IgG 型,约占 50%,其次为 IgA 型,占 25%,IgD 型占 1%,IgM 型和 IgE 型罕见。少数骨髓瘤患者由两个克隆的浆细胞同时恶变,可出现双 M 蛋白,如两个 IgM 类蛋白并存或 IgG 与 IgM 类 M 蛋白并存,这种双 M 蛋白血症患者在临床上多表现为巨球蛋白血症或淋巴瘤。部分患者由于恶变的浆细胞合成功能不全,只合成与分泌某类免疫球蛋白分子的部分片段,如轻链或重链,从而表现为轻链病或重链病。部分患者表现为非分泌型,此类型具有骨髓中恶性浆细胞病增生、骨质破坏、骨痛、贫血、正常免疫球蛋白减少、易发生感染等多发性骨髓瘤的典型表现,但因瘤细胞不分泌免疫球蛋白,所以血清中无 M 蛋白,尿中无本周蛋白。可用免疫荧光法将此型进一步分为不合成型和合成不分泌型两种亚型,前者瘤细胞内无免疫球蛋白合成,后者瘤细胞内虽有免疫球蛋白合成但不能分泌出细胞外。不同类型多发性骨髓瘤的发生率和临床特点有所不同。

4.临床诊断

典型多发性骨髓瘤具有下述三项特征。

(1)血清中出现大量单克隆免疫球蛋白(M 蛋白)和(或)尿中出现大量单克隆轻链(本周蛋白)。

(2)骨髓中浆细胞明显增多(>15%)并有幼稚浆细胞(骨髓瘤细胞)出现,或组织活检证实为骨髓瘤。

(3)广泛性骨质疏松和(或)溶骨性病变。凡具有上述三项中任何两项,即可诊断本病。但需指出:诊断 IgM 型多发性骨髓瘤需有多发性溶骨病变;诊断非分泌型多发性骨髓瘤宜加电子显微镜和免疫荧光检查,肯定瘤细胞是骨髓瘤细胞而非转移癌细胞,并进一步明确其亚型为不合成型抑或合成而不分泌型。

(二)原发性巨球蛋白血症

原发性巨球蛋白血症又称 Waldenstrem 巨球蛋白病,是一种伴有血清 IgM 增加的 B 细胞增殖症,病因不明。本病与多发性骨髓瘤不同,骨损害不常见,肾脏损害亦较多发性骨髓瘤少见。

1.临床主要特征

患者临床表现除体重减轻,乏力,贫血和肝、脾、淋巴结肿大,反复感染等一般症状外,主要表现为 IgM 过多所致的血液高黏滞综合征,如黏膜出血、视力减退,以及一些神经症状,如头痛、眩晕、嗜睡、全身抽搐甚至昏迷,由于血液黏滞度增加、血浆容积增加,可导致静脉扩张,老年患者可出现心力衰竭。由于有些 IgM 分子具有冷球蛋白的特征,患者可伴有雷诺现象;还有约 40% 的患者可出现本周蛋白尿。

2.免疫学主要特征

实验室一般检查可见血沉明显加快,血液检查为正细胞正色素性贫血,外周血片中有明显的缗钱样现象,骨髓中 B 淋巴细胞增生呈多态性,有含 IgM 的浆细胞和浆细胞样淋巴细胞,还有多量 SmIgM$^+$ 的淋巴细胞。血清呈胶冻状难以分离,电泳时血清有时难以泳动,集中于原点是该病的电泳特征。将血清做适当稀释后可检出高水平的 IgM 型 M 蛋白,大于 10g/L,75% 的 IgM 带为 κ 轻链,亦可有低相对分子质量 IgM 存在。尿中有本周蛋白,常为 κ 型。结合临床症状可以诊断本病。

(三)重链病

由于浆细胞发生突变和异常增殖,合成免疫球蛋白的功能发生障碍,只产生免疫球蛋白的重链或有缺陷的重链,不能与轻链装配成完整的免疫球蛋白分子,导致血清中和尿中出现大量游离的无免疫功能的重链,称为重链病(HCD)。根据重链类型的不同可进行免疫分型,常见的有 α、γ、μ 三型。

1.α 重链病

α 重链病最为常见,可分为肠型和肺型。以肠型多见,表现为腹痛、慢性腹泻、吸收不良、体重明显减轻,低钙血症,肠系膜淋巴结肿大,但一般不累及肝、脾和浅表淋巴结。小肠活检有浆细胞、淋巴细胞和网织细胞浸润。随疾病进展,浆细胞变得更不成熟并扩展到固有层。肺型较少见,表现为肺部病变与呼吸困难,并可见纵隔淋巴结肿大。α 重链病的主要免疫学特征是血清和浓缩尿中可检出低浓度的 α 类游离重链,但无本周蛋白。空肠液标本中亦可检出 α 链。血白蛋白电泳分析,于 α 和 B 区之间出现明显增大的较宽的蛋白带。

2.γ 重链病

γ 重链病多发于老年男性,约有 1/4 病例伴发于自身免疫性疾病,如类风湿关节炎、干燥综合征、系统性红斑狼疮、自身免疫性溶血性贫血、特发性血小板减少性紫癜、重症肌无力等。这些疾病往往先发生,数年后方出现 γ 重链病。提示自身抗原的长期慢性刺激可能与本病的发病有关。临床主要表现:发热,贫血,淋巴结、肝、脾肿大,反复感染,类似淋巴瘤。其主要免疫学特征:血和尿中出现 γ 类游离重链,多为 γ1 和 γ2,但无本周蛋白,外周血中可见异常淋巴细胞或浆细胞;正常免疫球蛋白水平降低,对细菌性抗原很少产生抗体。骨髓和淋巴结的组织病理学表现多变,骨 X 线检查溶骨性病损罕见,淀粉样沉着在尸检中罕见。

3.μ 重链病

μ 重链病较为少见。临床上常表现为病程漫长的慢性淋巴细胞性白血病或其他淋巴细胞增殖性疾病的征象。临床表现主要为肝、脾肿大,但周围淋巴结肿大不常见,有的可见骨骼损害和淀粉样变性。主要免疫学特征是骨髓中出现空泡浆细胞或者淋巴细胞,血清中出现含量较低的 μ 类游离重链,尿中可有本周蛋白。

(四)轻链病

轻链病(LCD)和轻链沉积病(LCDD)是由于异常的浆细胞产生过多的轻链,而重链的合成相应减少,过多游离轻链片段在血清或尿液中大量出现而引起的疾病;免疫球蛋白轻链在全身组织中沉积,引起相应临床表现,即为轻链沉积病。该病多发于中、老年人,以不明原因的贫血、发热、周身无力、出血倾向,浅表淋巴结及肝、脾肿大,继而出现局限性或多发性骨痛、病理性骨折或局部肿瘤等症状为特征。LCDD 的临床表现会随着单克隆蛋白在器官沉积的部位及程度的不同而不尽相同,大多数典型病例存在心脏、神经、肝和肾脏受累。肾脏受累时常有明显的肾小球病变,半数以上患者表现为肾病综合征。免疫学检查可见各种免疫球蛋白正常或减少,但轻链 κ/γ 值异常;血清和尿中可同时检出免疫球蛋白轻链。根据轻链蛋白类型可将本病分为 γ 型和 κ 型,γ 型肾毒性较强。

以上四种疾病的病理特点及临床表现有许多相似之处,其实质是浆细胞恶变后,其生长行为不同所导致的不同病理过程和临床表现的一组疾病。

(五)良性单克隆免疫球蛋白血症

良性单克隆免疫球蛋白病(BMG)是指正常人血清中出现 M 蛋白,但不伴有浆细胞恶性增殖的疾病,其自然病程、预后和转归暂时无法确定,因此又称为意义未定的单克隆免疫球蛋白病(MGUS)。本病一般无症状,可发生于 50 岁以上(5%)或 70 岁以上(8%)的正常人群中,这些患者只有很少数最终(有长达 24 年者)进展为多发性骨髓瘤。本病血清 M 蛋白水平一般不超过 20mg/mL,不呈进行性增加;血中抗体水平及活性正常;血中及尿中没有游离的轻链及重链。临床上不伴淋巴样细胞恶性增生的症状,不出现骨损害、贫血等。骨髓中浆细胞数不超过骨髓细胞总数的10%,且形态正常。因少数患者有可能转变为恶性单克隆免疫球蛋白病,故应进行追踪观察。如血及尿中出现多量本周蛋白,则很可能是一个危险的信号。

(六)冷球蛋白血症

冷球蛋白是指温度低于 30℃ 时易自发形成沉淀、加温后又可溶解的免疫球蛋白,但不包括冷纤维蛋白原、C 反应蛋白与白蛋白的复合物和肝素沉淀蛋白等一类具有类似特性的血清蛋白质。当血中含有冷球蛋白时称为冷球蛋白血症,常继发于某些原发性疾病,如继发于感染、自身免疫病和某些免疫增殖病等的病理过程中。

冷球蛋白血症可分为三型:①单克隆型(Ⅰ型),约占总数的 25%,其冷球蛋白为一个克隆的免疫球蛋白,主要是 IgM 类,偶有 IgG,罕有 IgA 或本周蛋白。多伴发于多发性骨髓瘤、原发性巨球蛋白血症或慢性淋巴性白血病,实质上是一种特殊类型的 M 蛋白血症。②混合单克隆型(Ⅱ型),约占总数的 25%,其冷球蛋白是具有抗自身 IgG 活性的单克隆免疫球蛋白,主要是 IgM(类风湿因子),偶有 IgG 或 IgA,常与自身 IgGFc 段上的抗原决定簇相结合,呈 IgM-IgG 复合物状态。多伴发于类风湿关节炎、干燥综合征、淋巴增殖疾病和慢性感染等。③混合多克隆型(Ⅲ型),约占总数的 50%,其冷球蛋白为多类型、多克隆的免疫球蛋白混合物,如 IgM-IgG 或 IgM-IgG-IgA 等。伴发疾病的范围较广,如系统性红斑狼疮、类风湿关节炎、干燥综合征、巨细胞病毒感染、传染性单核细胞增多症、病毒性肝炎、链球菌感染后肾炎与心内膜炎、麻风、黑热病等。

冷球蛋白血症的临床表现多变,除原发疾病的临床表现外,部分病例(50% 的 Ⅰ 型和 15% 的 Ⅱ 型和 Ⅲ 型患者)可无症状,其他患者可有因为冷球蛋白遇冷沉淀所引起的高血黏度、红细胞凝集、血栓形成等病理现象,包括雷诺现象(寒冷性肢端发绀)、皮肤损害(紫癜、坏死、溃疡)、寒冷性荨麻疹、关节痛、感觉麻木等,以及深血管受累所涉及的肾、脑、肝和脾等器官损害。

四、免疫增殖病的免疫学检验

单克隆免疫球蛋白病的实验室诊断主要依靠血液学和免疫学方法,其中免疫学检测尤为重要。当临床上考虑为多发性骨髓瘤、巨球蛋白血症或其他浆细胞恶变疾病时,一般先以血清蛋白区带电泳、免疫球蛋白定量检测或尿本周蛋白定性作为初筛实验。如果发现有异常球蛋白区带,继而进行免疫电泳或免疫固定电泳、免疫球蛋白亚型定量和血清及尿中轻链定量及比值计算等检测,作进一步定量分析和免疫球蛋白分类鉴定。临床诊断时还要结合相关实验室资料,如骨髓检查、影像学及病理学检查等资料才能对疾病作出正确的诊断。注意做追踪观察,以助病情、疗效的了解和预后的推断。

(一)血清蛋白区带电泳

蛋白质的相对分子质量及所带电荷的不同,它在电场作用下泳动的速度和方向就不同。根据形成的不同区带并与正常的电泳图谱进行比较分析,可了解待测样本(血清、尿等)中的各种蛋白质的组分。将这些区带电泳图谱扫描,还可计算出各种蛋白质的含量。

血清区带电泳是测定 M 蛋白的一种定性实验,常采用乙酸纤维素膜电泳。正常人血清电泳可分为白蛋白,α1、α2、β 和 γ 球蛋白几个区带,γ 区带较宽且淡,扫描图显示一低矮蛋白蜂。单克隆免疫球蛋白增高时常在 γ 区(有时在 α 和 β 区)呈现浓密狭窄的蛋白区带,即 M 区带,经扫描显示为一高尖的蛋白蜂(高:宽>2:1)。M 区带的电泳位置可大致反映出免疫球蛋白的类型,但最终确定还需用特异性抗体进行鉴定。多克隆免疫球蛋白增高时(如自身免疫性疾病、慢性感染、肝病等),γ 区带宽而浓密,扫描图上显示一宽大蛋白蜂。有些轻链病、重链病的 M 蛋白并不明显,需与尿中本周蛋白检测或尿蛋白电泳联合观察。非分泌型骨髓瘤患者血清蛋白区带电泳常不能检出单克隆丙种球蛋白的 M 区带,往往呈现低丙种球蛋白血症的特征,临床上却存在浆细胞骨髓瘤的表现。为明确诊断,需对患者骨髓中恶性浆细胞进行表面免疫荧光染色分析,或提取其恶性浆细胞经溶解后再行免疫球蛋白分析。

溶血标本、陈旧标本和富含类风湿因子的血清标本有时可出现类似 M 蛋白蜂的电泳区带,遇到这些可疑情况时,应进一步做免疫电泳等分析加以区别。

(二)免疫电泳

免疫电泳是指将琼脂糖电泳和免疫双向扩散相结合的一项技术。血清标本先行区带电泳分成区带,继而用各种特异性抗血清进行免疫扩散,观察血清的电泳迁移位置与抗原特异性。阳性样本的 M 蛋白将在适当的部位形成异常沉淀弧,根据抗血清的种类、电泳位置及沉淀弧的形状可以对 M 蛋白的免疫球蛋白类型和其轻链型加以鉴定。

正常人血清免疫电泳时出现的沉淀线是平滑均匀的弧形,而 M 蛋白所形成的沉淀线或沉淀弧较宽,凸出呈弓形或船形。不同的病种出现不同的电泳图形。

某些 M 蛋白(如 IgA 或 IgM)的四级结构会阻碍轻链抗原决定簇与其相应抗血清结合,因而误诊为重链病。这时需在血清标本中加入 2-巯基乙醇(10uL/mL 血清)做还原处理后,方可检出轻链。将血清与尿液标本一同进行免疫电泳分析,可以观察到血清中同时存在的 M 蛋白和轻链以及尿中存在的本周蛋白。作游离轻链分析时,由于轻链相对分子质量小,扩散速度快,应随时观察,并注意标本浓度不宜过高,否则难以获得满意结果。

免疫电泳分析是一项经典的定性实验,但由于影响沉淀线形态的因素较多,扩散时所需抗血清量较大,结果判断需有丰富的实验室经验,现已逐渐被免疫固定电泳所代替。

(三)免疫固定电泳

免疫固定电泳是血清区带电泳与免疫沉淀反应结合的一项定性实验。血清行区带电泳后,分别在电泳条上加 γ、α、μ、κ 的抗血清,必要时还可加抗 Fab、抗 Fc 等特殊抗血清,相应的抗原将与抗体在某一区带形成抗原抗体复合物,经漂洗和染色可清晰地显示出抗原抗体反应带。M 蛋白在免疫固定电泳中显示狭窄而界限分明的区带,而多克隆增生或正常血清γ球蛋白显示为宽、弥散而深染的区带。与免疫电泳相比,该方法具有检测周期短、敏感性高、分辨清晰和结果易于分析等优点。特别是在免疫电泳结果似是而非时,该技术有明显的优越性。

(四)血清免疫球蛋白定量

免疫球蛋白的定量检测,既有助于免疫球蛋白病的确定诊断,又是判断病情程度、观察治疗效果和预后的指标。定量测定的方法有单向免疫扩散法与免疫浊度法,前者较为简便,后者准确迅速,是目前广泛采用的方法。恶性单克隆免疫球蛋白病常呈现某一类免疫球蛋白的显著增高,大多在 30g/L 以上,而正常的免疫球蛋白,包括与 M 蛋白同类的免疫球蛋白的含量则显著降低。M 蛋白含量的多少常可反映病情的轻重,尤其对同一患者,M 蛋白含量明显增高常提示病情恶化。经有效治疗后,M 蛋白含量逐渐下降,而正常免疫球蛋白的含量则由降低趋向正常。在良性免疫球蛋白病的血清标本中,M 蛋白的升高幅度一般不像恶性免疫球蛋白病那么高,多在 20g/L 以下,M 蛋白以外的免疫球蛋白含量一般仍在正常范围之内。多克隆免疫球蛋白病患者的血清中常有多种类型的免疫球蛋白水平同时升高,每类上升的幅度不大,但总的免疫球蛋白水平增高比较明显。

(五)免疫球蛋白轻链型筛选

正常人免疫球蛋白属多态性,总免疫球蛋白的两种轻链型比例基本稳定(成人 $\kappa : \lambda = 2 : 1$),当发生 M 蛋白时,轻链型比值必然发生改变,因此,检测 κ 或 λ 型免疫球蛋白含量或比率,可直接用于 M 蛋白的初步筛选。检测的方法有两种,一是用抗 κ 或抗 λ 血清直接用比浊法定量(与免疫球蛋白测定相同),当 $\kappa : \lambda$ 大于 4:1 或小于 1:1 时应考虑 κ 型或 λ 型 M 蛋白血症,二是用双环免疫双扩散法。后者是在琼脂凝胶板上打孔,排列呈梅花形,中心孔注入抗 κ、抗 λ 混合抗体,周围孔放正常对照与患者血清(隔开放置),37℃扩散 24h,正常人由于 $\kappa - 1g$ 约比 $\lambda - 1g$ 含量多一倍,故扩散较远,形成的沉淀线靠近混合抗体孔,这样正常人血清与混合抗轻链血清进行双扩散便形成两条平行沉淀线,形成对称的双环,而 M 蛋白血症时,由于 κ 或 λ 中的一型显著增高,另一型正常或降低,双环双扩散时两条沉淀线的距离会发生变化:出现两条距离"加宽"沉淀线时,可考虑为 κ 型单克隆免疫球蛋白增殖病,而出现两条距离"变窄"乃至"融合"或"跨环"之沉淀线时,则可诊断为 λ 型单克隆免疫球蛋白增殖症。多克隆免疫球蛋白增高,由于 κ/λ 值不变,故形成双环间距无改变。该方法诊断单克隆 Ig 增高,具有敏感、简便、结果客观且易于判断的特点,适合在基层中应用和推广,也适用于筛选和普查。

(六)本周蛋白的检测

本周蛋白即尿中游离的免疫球蛋白轻链,此蛋白在 pH5.0 的条件下加热至 50～60℃时出现沉淀,继续加热至 90℃时又重新溶解,故又称其为凝溶蛋白。根据这一特点,可用热沉淀反应法进行检测,这种方法简便易行,但敏感度较低,且不能确定轻链的型别。轻链-白蛋白-戊二醛免疫电泳法可明显提高本周蛋白检测的敏感度和特异性:取尿液 5mL,加入 2.0g/L 牛血清白蛋白(BSA)0.25mL,再加入 0.5％戊二醛 0.25mL 混匀,室温下放置 30min。尿液中的轻链能与 BSA 在戊二醛的存在下结合。按常法与抗轻链血清进行对流免疫电泳,样本与抗 κ、λ 血清之间产生白色沉淀线为阳性。此法阳性检出率为 100％,假阳性率为 4％,尿中含有轻链 200ug/mL 时即可出现阳性结果。也可将尿液透析浓缩 50 倍后进行免疫固定电泳分析或免疫比浊法定量检测,可测定出轻链的型别并能对尿中 κ 链和 λ 链进行准确的定量分析。

(七)冷球蛋白检测

冷球蛋白是血清中的一种特殊蛋白质,在 4℃时自发沉淀,加温至 37℃时又可溶解,故常利用这种可逆性冷沉淀的特性对其进行测定。测定时抽取患者静脉血 10mL,37℃水浴 2h 后分离血清,用细长毛细滴管吸取血清注入红细胞比积管至刻度 10 处,其余血清移至尖底离心管中,均置于 4℃,7 天。以上过程所用器材均需先行在 37℃预温,离心时可在套管中加入温水或使离心机空转 20~30min,以达到预温的目的。7 天后取出并于 4℃离心,2500r/min,30min。观察比积管中冷沉淀物的比容,正常情况下应小于 0.4%。弃去尖底离心管中上层血清,用冰冷的 9.0g/LNaCl 洗沉淀物,4℃离心,2500r/min,共 3 次。再将沉淀物用适量 9.0g/LNaCl 重悬,置于 37℃溶解后测蛋白质含量。正常人冷球蛋白含量一般不超过 80mg/L。溶解的冷沉淀物,可用免疫电泳、免疫固定电泳等方法进行成分鉴定。

实验时须注意,冷纤维蛋白原、C 反应蛋白-白蛋白复合物和肝素沉淀蛋白等也具有冷沉淀特性,应加以区别。

第三节　免疫缺陷病的免疫学检验

健康的免疫系统担负着免疫防御、免疫监视、免疫自稳和免疫调节的功能。多种因素可引起机体免疫功能的异常,进而导致疾病的发生。

免疫缺陷病(IDD)是因免疫系统先天发育障碍或后天损伤所致的各种临床综合征。患者因免疫细胞在发育、分化、增生、调节、代谢等不同环节上发生异常,导致机体免疫功能缺陷或低下,临床表现多为感染首发(常为反复或持续性感染且难治),并易伴发自身免疫病、恶性肿瘤、过敏性疾病等。

一、概述

(一)免疫缺陷病的分类

按发病原因不同,免疫缺陷病可分为以下两大类:

1.原发性免疫缺陷病

原发性免疫缺陷病(PIDD)是由免疫系统的遗传基因异常或先天性免疫系统发育不良造成免疫功能障碍引起的疾病,可伴其他组织器官的发育异常或畸形,也称先天性免疫缺陷病(CIDD)。据估计,它在人群中的总发病率约为 0.01%,病种较多,迄今文献报道多达 200 余种。按其累及的免疫成分不同,可分为 B 细胞缺陷(抗体缺陷,占 50%),T 细胞缺陷(细胞免疫缺陷,占 18%),联合免疫缺陷(T、B 细胞缺陷,占 20%),吞噬细胞缺陷(占 10%),补体缺陷(占 2%)。PIDD 具有人群发病率低,发病年龄早,病情严重且难治,死亡率高的特点。

随着分子生物学技术的发展,目前已对某些 PIDD 的基因突变或缺陷进行了定位,为阐明其发病机制、临床诊断和治疗奠定了基础,并促进了对免疫应答和调节机制的深入了解。

2.继发性免疫缺陷病

继发性免疫缺陷病(SIDD)是免疫系统受到后天因素(如营养不良、感染、肿瘤、消耗性疾病、应用免疫抑制剂等)引起免疫功能损伤而导致的疾病,也称获得性免疫缺陷病(AIDD)。可累及 T 细胞、B 细胞、吞噬细胞和补体等不同免疫成分,导致相应功能受损。SIDD 具有人群发病率高,临床表现复杂,通常消除病因后可恢复的特点。

(二)免疫缺陷病的特点

免疫缺陷病的临床表现各异,与所缺陷的成分、程度、范围有关,但有以下共同的临床特点。

1.对感染的易感性增加

免疫缺陷病患者易出现反复感染,且病情常较严重,难以控制,是造成患者死亡的主要原因。体液免疫缺陷、吞噬细胞缺陷及补体缺陷导致的感染,以细菌尤其是化脓性细菌感染为主,也可发生肠道病毒感染。T 细胞免疫缺陷导致的感染主要由病毒、真菌、胞内寄生菌和原虫引起。T、B 细胞联合免疫缺陷除对各种病原微生物易感之外,机会感染是其重要特点。

2.易伴发恶性肿瘤

免疫缺陷病患者易发生肿瘤,尤其是 T 细胞缺陷患者,主要为病毒所致肿瘤和淋巴系统肿瘤,其发生率比同龄正常人群高 100~300 倍。

3.易发自身免疫病

因免疫自稳和免疫调节功能障碍,免疫缺陷病患者易发自身免疫病,发病率可高达 14%,而正常人群的发病率仅 0.001%~0.01%,以 SLE、类风湿关节炎和恶性贫血等多见。

二、原发性免疫缺陷病

自 1952 年 Bruton 报道首例原发性免疫缺陷病——X-连锁无丙种球蛋白血症以来,目前约有 160 个免疫缺陷基因被确定,病种达 200 多个。缺陷可发生于免疫系统发育的各个环节,其中常染色体遗传病约占 1/3,隐性遗传高于显性遗传;X-连锁隐性遗传病占 1/5,15 岁以下 PIDD 患者多为男性,男女比例为 5:1,成年为 1:1.4。

(一)原发性 B 细胞缺陷病

原发性 B 细胞免疫缺陷是因 B 细胞发育或 Th 细胞辅助功能缺陷引起,其免疫学特点为:免疫球蛋白全部缺失或低下,或选择性缺乏某些类别,外周血 B 细胞数量减少或缺陷,T 细胞数量正常。临床表现:①易引起化脓性细菌、肠道病毒感染;②易伴发自身免疫病,尤其是血细胞减少;③治疗以补充免疫球蛋白(选择性 IgA 缺陷除外)和抗感染治疗为主。

1.无丙种球蛋白血症

可分两种情况:一是 X-连锁无丙种球蛋白血症(XLA),又称 Bruton 病或 Bruton 综合征,是第一个被发现的 PIDD,也是最典型的原发性 B 细胞缺陷病。在无丙种球蛋白血症患者中占 80%~90%,为 X-连锁隐性遗传。因位于 Xq22 染色体上的 Bruton 酪氨酸激酶(Btk)编码基因突变引起该病,女性为携带者,男性发病。二是由编码重链、γ5、IgA 和 p-B 细胞接头分子(BLNK)等常染色体隐性基因突变引起。

Btk、μ 重链、γ5、IgA 和 p-BLNK 均参与 B 细胞发育、成熟,若基因突变都能使 B 细胞发育停滞于前 B 细胞阶段,不能成熟。

两者的临床表现类似。因从母体获得的 IgG 已基本完全降解,患儿大多于出生 6~9 个月时开始发病,临床表现以反复化脓性细菌、肠道病毒感染为特征,患者细胞免疫功能正常,对其他病毒、真菌等胞内感染仍有较强抵抗力。免疫学主要特征为:①血清各类免疫球蛋白缺乏(IgG<2g/L,

总 IgA<2.5g/L);②外周 B 细胞、生发中心和浆细胞缺乏;③对抗原刺激无抗体应答;④免疫球蛋白补充治疗效果较好。20%患者伴有自身免疫病。

2.选择性免疫球蛋白缺陷病

(1)选择性 IgA 缺陷病:最常见的一种选择性免疫球蛋白缺陷病,发病率约为 1‰。有家族史者多为常染色体显性或隐性遗传。约半数患者无明显症状,或仅发生呼吸道、消化道及尿路感染,少数可出现严重感染,患者常伴超敏反应、自身免疫病。免疫学主要特征为:①血清 IgA<50mg/L,仅为正常人的 1/80~1/40,同时 SIgA 含量极低,其他免疫球蛋白水平正常或略高,细胞免疫功能正常;②不能用免疫球蛋白补充治疗,若补充易发生超敏反应(44%患者体内有抗 IgA 的抗体,补充治疗可引起严重甚至危及生命的过敏反应)。患者重链 α 基因和膜表达 IgA 正常,但是,B 细胞不能分化成分泌 IgA 的浆细胞,发病机制尚不清楚。

(2)普通可变性免疫缺陷病:普通可变性免疫缺陷病(CVID)是血清免疫球蛋白水平降低(<3.0g/L)的一组异质性免疫缺陷病,是最常见的原发性抗体缺乏病,临床表现多变,任何年龄均可发病。此病对化脓性细菌易感,窦肺感染最常见,几乎所有患者有复发性鼻窦炎、中耳炎,约 2/3 患者有支气管炎、肺炎。慢性及反复感染可导致重症支气管扩张症、肺间质纤维化、肉芽肿浸润和间质性肺炎。也可引起感染性腹泻、炎症性肠道疾病、结节性淋巴组织增生。易并发自身免疫病(如类风湿关节炎、SLE、溶血性贫血、恶性贫血等),易伴发恶性肿瘤(淋巴瘤、白血病、胃癌、胸腺瘤等)。

本病可为常染色体隐性或显性遗传,患者共同的免疫学特征是循环 B 细胞数量正常,但是不能分化成浆细胞。

(3)选择性 IgG 亚类缺陷病:患者血清总 IgG 含量正常,但某一种或几种 IgG 亚类选择性降低。其中最常见的类型是成人 IgG3 亚类缺陷病;IgG2 缺陷与 IgA 缺陷有关,多见于儿童。这类患者大多无临床表现,少数患者可反复发生化脓性细菌感染。本病通常由 B 细胞分化异常引起。

(4)高 IgM 综合征:高 IgM 综合征(HIGMS)是血清 IgM 水平增高或正常,IgG、IgA、IgE 缺乏的一组异质性疾病,因 B 细胞产生抗体不能发生类转换引起,较罕见。发病机制约 70%为 X-连锁隐性遗传所致,其他与常染色体隐性遗传基因 CD40、活化诱导的胞嘧啶核苷脱氨酶(AICD)、尿嘧啶-DNA 糖基化酶(UDG)突变有关。

X-连锁隐性遗传性高 IgM 综合征(XLHM)是由于 T 细胞 X 染色体上 CD40L 基因突变,使 Th 细胞表达的 CD40L 结构异常,与 B 细胞 CD40 相互作用受阻,从而导致 B 细胞不能进行抗体类别转换,只分泌 IgM。XHM 患者为男性,临床表现主要为反复胞外细菌感染和某些机会菌感染(如卡氏肺囊虫、隐孢子虫、非洲弓形虫)。X-连锁隐性遗传性高 IgM 综合征的主要免疫学特征:①血清 IgM 水平增高或正常,IgG、IgA、IgE 缺乏;②抗体功能减弱,细胞免疫功能有一定程度的损伤;③生发中心缺失;④患者常伴发自身免疫病,出现某些血细胞减少症(因血清中含有大量抗中性粒细胞、血小板和红细胞的自身抗体);⑤成人常发生硬化胆管炎、肝炎、肝癌;⑥B 细胞数量正常,但缺乏表达 mIgG 和 mIgA 的 B 细胞。

高 IgM 综合征患者中 CD40L 缺陷约占 65%,AICD 缺陷约占 20%,CD40 和 UDG 缺陷各小于 1%,另有约 15%患者由其他原因引起。

(二)原发性 T 细胞缺陷病

原发性 T 细胞缺陷病是一类由遗传因素所导致的 T 细胞发育、分化和功能障碍的免疫缺陷病,常伴有体液免疫及其他免疫功能缺陷。虽然某些患者血清 Ig 正常,但对抗原刺激并不产生特异性抗体。

主要临床特点:①细胞免疫功能缺陷;②以低毒力机会感染或细胞内微生物感染多见,如真菌、病毒、卡氏肺囊虫等;③减毒活疫苗接种可引起全身感染而导致死亡;④迟发型皮试无反应;⑤肿瘤发生率增高;⑥易发生移植物抗宿主反应。目前尚无有效治疗方法。

1.先天性胸腺发育不全(CTH)

先天性胸腺发育不全又称 DiGeorge 综合征,是典型的 T 细胞缺陷病。患者因染色体 22q11.2 区域缺失,导致胚胎早期第Ⅲ、Ⅳ咽囊发育障碍,引起多器官发育不全、功能受损。免疫学特征:外周血 T 细胞显著减少,细胞免疫功能严重缺损,B 细胞数量和功能正常或偏低,但对 TD 抗原刺激不产生特异性抗体。临床表现如下:①胸腺发育不全,X 线胸腺影缺乏;②甲状旁腺先天发育不全:低血钙,出生后 24h 内可发生抽搐;③先天性心脏病:主动脉弓中断、中隔缺损;④特征性面容:耳位低、耳轮有切迹,"鱼形"嘴(人中短),眼距宽,颌小畸形,眼反光先天愚型倾斜;⑤食道闭锁、悬雍垂裂为两瓣。胸腺移植可有效治疗 T 细胞缺陷。

2.T 细胞活化和功能缺陷

T 细胞膜分子或细胞内信号转导分子缺陷,可导致 T 细胞功能缺损,甚至联合免疫缺陷病。例如,CD3 转导抗原刺激信号缺陷,CD38 链缺陷导致血液中 T 细胞数量非常低或缺如,CD3ε 或 CD31γ 缺陷引起循环 T 细胞功能失调,而数量正常。于是 CD3γ 缺陷产生 SCID,而 CD3ε 和 CD3γ 缺陷常产生轻度 CID。ZAP-70 缺陷,共刺激分子(如 B7)表达缺失,细胞因子受体表达缺失,患者 $CD4^+$T 细胞数量正常但是功能异常,$CD8^+$T 细胞缺失,NK 细胞功能正常。这是一组常染色体隐性遗传病。

(三)联合免疫缺陷病

联合免疫缺陷病(CID)通常指 T 细胞及 B 细胞均有分化发育障碍或缺乏细胞间相互作用而导致的疾病,患者存在严重的细胞免疫和体液免疫缺陷。其发病机制:患者全身淋巴组织发育不良,淋巴细胞减少;易发生严重和持续性的细菌、病毒和真菌感染,且常为机会性感染;接种某些减毒活疫苗可引起严重的全身感染,甚至死亡。一般免疫治疗很难奏效,骨髓移植治疗有一定疗效,但可导致移植物抗宿主反应。患者多见于新生儿和婴幼儿,一般在 1～2 岁内死亡。

1.重症联合免疫缺陷病

重症联合免疫缺陷病(SCID)罕见,有性联隐性遗传和常染色体隐性遗传两种类型。患者 T、B 细胞免疫功能严重受损;对各种病原、机会菌易感,如不采取治疗措施,一般在出生后 6～12 个月内死亡。

发病机制主要有以下三个方面。

(1)细胞因子受体信号转导缺陷

1)细胞因子受体 γc 链缺陷:细胞因子受体 γc 链基因突变引起 X 性联重症联合免疫缺陷病(XLSCID),为 X-连锁隐性遗传,约占 SCID 的 50%。γc 链基因突变,使 IL-2R、IL-4R、IL-7R、IL-9R、IL-15R 和 IL-21R 表达和信号转导受阻,T 细胞发育停滞于祖 T(pro-T)细胞阶段,从而发生 SCID。患者成熟 T 细胞和 NK 细胞缺乏或严重减少,B 细胞数量正常但功能受损。

2)JAK-3 缺陷:JAK-3 是细胞因子受体 γc 链胞质区唯一连接的酪氨酸激酶,JAK-3 基因突变,导致了 c 链信号转导受阻。该病为常染色体隐性遗传,其临床表现与 XLSCID 相同。

3)IL-7Ra 缺陷:为常染色体隐性遗传,约占 SCID 的 10%。患者 IL-7 受体 d 链基因突变,使共同组淋巴细胞(CLP)不能向 T 细胞发育,导致 T 细胞缺陷。NK 细胞数量和功能正常;B 细胞数量正常或增加,但功能受损。

(2)腺苷脱氨酶缺陷症:腺苷脱氨酶(ADA)缺陷为常染色体隐性遗传,约占 SCID 的 15%。发病机制是因位于第 20 对染色体(20q13-ter)的 ADA 编码基因突变或缺失导致 ADA 缺乏。ADA 参与嘌呤分解代谢,能不可逆地使腺苷和脱氧腺苷脱氨基,产生肌苷和脱氧肌苷。ADA 缺失,导致脱氧腺苷及其前体 S—腺苷高半胱氨酸、dATP 蓄积,这些产物有毒性作用,能抑制 DNA 合成,引起细胞凋亡,使 T 细胞、B 细胞和 NK 细胞发育受阻,导致这些细胞缺陷。该病是人类历史上首次进行基因治疗临床试验的一种遗传病。

(3)V(D)J 重组缺陷:V(D)J 重组缺陷属于一组常染色体隐性遗传病。Rag(重组激活基因)-1 和 Rag-2 及其他抗原受体重组酶基因编码一组重组酶成分,启动和参与抗原受体 V、D、J 重排。这些基因突变,引起 T、B 淋巴细胞抗原受体不能表达,成熟受阻,患者缺乏成熟 T、B 细胞,导致 SCID。

此外,网状发育不全可能是造血干细胞成熟有缺陷所致,是一种更严重的 SCID,患者 T、B 细胞和粒细胞都缺乏。

2.MHC 分子表达缺陷

(1)MHCI 类分子表达缺陷:为常染色体隐性遗传,由于 TAP 或 tapasin 基因突变引起。TAP 突变使内源性抗原肽不能转运至内质网,未结合抗原肽的 MHCI 类分子很不稳定,不能最终完成组装,会在胞内降解。tapasin 突变不能促进高亲和力抗原肽与 MHCI 类分子结合,也主要影响 MHCI 类分子组装和稳定,导致 MHCI 类分子表达降低,CD8$^+$ T 细胞功能缺陷。TAP 缺陷患者常患有呼吸道细菌感染,而不是病毒感染。tapasin 突变患者易患病毒感染。

(2)MHC II 类分子表达缺陷:又称为裸淋巴细胞综合征,为常染色体隐性遗传,患者 MHC II 类分子表达缺陷。胸腺基质上皮细胞 MHC II 类分子表达缺陷,T 细胞阳性选择受阻,导致 CD4$^+$ T 细胞分化障碍,数量减少;APC 表面 MHC II 类分子表达缺陷,引起递呈抗原功能发生障碍。CD8$^+$ T 细胞发育正常,B 细胞数量正常,临床表现为迟发型超敏反应以及对 TD-Ag 的抗体应答缺陷,对病毒的易感性增高。

该病的发生并非由于 MHC II 类基因本身缺陷,而是由于调节 MHC II 类分子表达的转录因子基因发生突变所致。转录因子包括 MHC II 类基因特异性的与启动子区 X 框结合的三个转录因子 RFX5、RFXAP 和 RFXANK,及转录调节蛋白 II 类转录活化因子(C II TA)。C II TA 与 RFX5、RFXAP、RFXANK 结合形成复合物才能启动转录,其中任一基因突变都可导致 MHC II 基因不能转录,发生裸淋巴细胞综合征,引起严重的免疫缺陷病。

3.伴湿疹血小板减少性免疫缺陷病

伴湿疹血小板减少性免疫缺陷病(WAS)是一种 X-连锁隐性遗传病。其主要临床和免疫特征如下:①临床表现为湿疹、血小板减少和极易化脓性细菌感染三联征;②T 细胞数量减少、功能有缺陷,易发生自身免疫病和肿瘤;③对多糖抗原的抗体应答明显降低,伴 IgM 水平降低,但 IgG 正常,IgA、IgE 增高。发病机制:X 染色体上 WAS 基因编码的蛋白(WASP)存在于所有造血来源的细胞中,在调节细胞骨架重组及活化中起作用;WAS 基因突变或缺陷,导致细胞骨架不能移动,使免疫细胞相互作用受阻。

4.毛细血管扩张性共济失调综合征(ATS)

毛细血管扩张性共济失调综合征为常染色体隐性遗传,由于第 11 号染色体上 AT 基因突变,引起 DNA 依赖性磷脂酰肌醇-3 激酶(PI3K)缺陷,可能与 T 细胞活化、DNA 修复缺陷有关。病变涉及神经、血管、内分泌和免疫系统。

主要临床和免疫特征如下:①进行性小脑共济失调,9 个月至 1 岁发病,也可晚至 4~6 岁;②毛细血管扩张,2 岁前发作,也可延迟至 8~9 岁,主要表现在眼结膜和面部;③IgA 选择性缺陷,反复鼻窦、肺部感染;T 细胞数量和功能降低;B 细胞数量和 NK 活性正常;④对电离辐射异常敏感,易染色体断裂;⑤易发肿瘤,如淋巴瘤、白血病、上皮癌等。

5.Chediak-Higashi 综合征(CHS)

Chediak-Higashi 综合征为多系统的常染色体隐性遗传疾病,由位于第 1 号染色体上的 CHS1 基因突变引起,可能与高尔基体外侧网络或早期内体向晚期内体转运、细胞器融合和裂殖、颗粒胞吐、微管功能、颗粒蛋白酶(如弹性蛋白酶和组织蛋白酶 G)等缺陷有关,导致吞噬细胞、NK 细胞和 CTL 细胞毒作用受损,胞内杀菌功能降低、趋化作用异常。患者临床特征:所有血细胞、黑色素细胞、神经鞘(Schwann)细胞等胞质内有在光学显微镜下可见的巨大颗粒(可能由于内体和溶酶体过度融合所致);眼和皮肤局部有白化病,畏光;患者对病毒和肠道菌非常易感;肝、脾、淋巴结肿大;贫血,白细胞减少;皮肤溃疡;大脑萎缩。患者多在 5 岁之前因感染而死亡。

(四)原发性吞噬细胞缺陷病

吞噬细胞缺陷包括吞噬细胞数量减少和功能异常,患者易患各种化脓性细菌感染,重者可危及生命。

1.原发性中性粒细胞缺陷

按照中性粒细胞缺陷的程度,临床上常将其分为粒细胞减少症和粒细胞缺乏症。前者外周血中性粒细胞数低于 $1.5 \times 10^9/L$,而后者外周血几乎没有中性粒细胞。其发病机制是由于粒细胞集落刺激因子基因突变导致髓样干细胞分化发育障碍,使粒细胞分化受阻。患者多在生后 1 个月内开始发生各种细菌的反复感染,重者可死于败血症或脑膜炎。

2.白细胞黏附缺陷症

白细胞黏附缺陷症(LAD)为常染色体隐性遗传,可分为如下两型。

(1)LAD-1 型:罕见。因整合素 B2 亚单位(CD18)基因突变,使 B2 亚家族 4 个成员 LFA-1、Mac-1/CR3、gp150,95/CR4 和 aDB2 糖蛋白均表达缺陷,导致吞噬细胞的黏附、趋化、活化、吞噬功能障碍,T 细胞和 NK 细胞趋化、激活和细胞毒作用受损。患者主要表现为反复化脓性细菌感染(常 1 周内新生儿发生),可在 1 岁内死亡。

(2)LAD-2 型:发生机制为 a1-3 岩藻糖转移酶基因突变所致,该酶参与 Sialyl-LewisX(CD15s)的生成,基因突变导致该配体分子在白细胞表面表达缺陷,使白细胞与 E-选择素和 P-选择素结合功能、趋化作用受损。患者主要表现为反复化脓性细菌感染。

3.慢性肉芽肿病(CGD)

患者由于编码还原型辅酶Ⅱ(NADPH)氧化酶系统的基因缺陷,使吞噬细胞呼吸暴发受阻,不能产生有氧杀菌物质如超氧离子、过氧化氢及单态氧离子等,使吞噬细胞杀菌功能严重受损。吞入的细菌非但不被杀死,反而使细菌在胞内得以存活、繁殖,并随吞噬细胞游走播散,造成反复的慢性感染。持续的感染使活化的巨噬细胞在炎症部位聚集,对 CD4$^+$ T 细胞持续性刺激导致肉芽肿的形成。CGD 约 2/3 为 X-连锁隐性遗传(gp91),其余为常染色体隐性遗传(p22、p47、p67)。

患者常对过氧化氢酶阳性细菌(如葡萄球菌、黏质沙雷菌、假单胞菌、大肠杆菌、念珠菌、曲霉菌、灵杆菌等)和真菌易感,主要表现为慢性化脓性感染,淋巴结、皮肤、肝、肺、骨髓等有慢性化脓性肉芽肿或伴有瘘管形成。

(五)原发性补体系统缺陷病

原发性补体系统缺陷病少见,大多数属常染色体隐性遗传,少数为常染色体显性遗传。补体系统的补体固有成分、补体调节蛋白和补体受体都可发生缺陷,其遗传方式和基因定位也已明确。临床主要表现为反复化脓性细菌(尤其奈瑟菌)感染及自身免疫病(如 SLE)。但是,有些补体调节蛋白缺陷,除有这些临床表现外,还有某些特征性的体征和症状,下面予以介绍。

1.补体固有成分缺陷

补体激活途径的固有成分均可发生遗传性缺陷。C3 缺陷可致严重的甚至是致命的化脓性细菌感染;C4、C2 缺陷常引发 SLE、肾小球肾炎等免疫复合物病;P 因子、D 因子缺陷易致反复化脓性细菌感染;C5~C9 缺陷可引起奈瑟菌属感染。

2.补体调控蛋白缺陷

(1)遗传性血管神经性水肿(HAE):为最常见的补体缺陷病,是由 C1INH 遗传缺陷所致,为常染色体显性遗传。该调节蛋白缺乏可引起 C4、C2 裂解失控,产生过多的 C4a、C2a 等介质,使血管通透性增高,患者易反复发生皮下组织(如面部和眼睑)和黏膜(如肠道)水肿,严重的喉头水肿可致窒息死亡。本病可分两型:Ⅰ型是 C1INH 基因缺损,无转录物,可通过检测 C1INH 进行诊断;Ⅱ型是 C1INH 基因点突变,产生缺陷的 C1INH 分子,其诊断需同时检测 C1INH 和 C4。

(2)阵发性夜间血红蛋白尿(PNH):由多能造血干细胞 X 染色体上 PIG-A 基因获得性突变引起,使其编码产物 N-乙酰葡糖胺转移酶不能合成磷脂酰肌醇(GPI),导致借助 GPI 锚定在细胞膜上的补体调节蛋白 CD55(衰变加速因子,DAF)、CD59(膜反应性溶解抑制因子,MIRL)缺乏,引起患者红细胞对补体介导的溶解作用敏感。本病常在夜间发生,可能与夜间血液 pH 生理性偏低、容易导致补体系统替代途径激活有关。临床表现为慢性溶血性贫血、全血细胞减少和静脉血栓形成,晨尿中出现血红蛋白。

3.补体受体缺陷

补体受体主要存在于红细胞和吞噬细胞膜表面,其表达缺陷可致循环免疫复合物清除障碍,从而发生 SLE 等自身免疫病。

三、继发性免疫缺陷病

继发性免疫缺陷病是继发于其他疾病或由某些理化因素所导致的免疫缺陷病。可涉及免疫系统的各个方面,临床表现和免疫学特征与相应的原发性免疫缺陷病相似。

(一)继发性免疫缺陷病的常见病因

诱发免疫缺陷病的因素可分为以下两类。

1.非感染因素

可诱发免疫缺陷病的非感染因素较多,常见的致病因素有以下诸方面。

(1)营养不良:是引起获得性免疫缺陷病最常见的原因。蛋白质-能量、维生素和微量元素摄入严重不足可影响免疫细胞的成熟,并引起淋巴器官萎缩,降低机体抗感染能力。

(2)肿瘤:恶性肿瘤特别是淋巴组织的恶性肿瘤常可进行性地抑制患者的免疫功能。

(3)医源性因素:临床治疗应用免疫抑制剂、抗癌药物,放射治疗,手术(脾或胸腺切除)等均可引起获得性免疫缺陷。

(4)消耗性疾病:如糖尿病、尿毒症、肾病综合征、急性和慢性消化道疾病、严重肝病等,可致蛋白质大量丢失、吸收不良或合成不足。

(5)其他因素:如严重创伤、大面积烧伤、中毒、妊娠、衰老等均可引起免疫功能低下。

2.感染如人类免疫缺陷病毒(HIV)

感染引起获得性免疫缺陷综合征(AIDS),简称艾滋病。此外,多种病毒(如人类嗜 T 细胞病毒、麻疹病毒、巨细胞病毒、风疹病毒和 EB 病毒等)、结核分枝杆菌、麻风杆菌、原虫或蠕虫感染均可导致免疫缺陷。

(二)获得性免疫缺陷综合征

1.AIDS 的流行情况

自 1981 年发现首例 AIDS 以来,AIDS 在世界广泛蔓延。尽管目前流行趋势在下降,但是在撒哈拉以南的非洲地区艾滋病已成为最常见的死亡原因,20%是死于艾滋病。根据联合国艾滋病规划署估计,2008 年全球约 3340 万人感染 HIV/艾滋病[其中成年人 3130 万(妇女 1570 万),15 岁以下的儿童 210 万],当年新增 HIV 感染者约 270 万,200 万人死于艾滋病。卫生部(卫健委)与联合国艾滋病规划署和 WHO 联合对中国 2009 年艾滋病疫情(截至 2009 年底)进行了评估,估计存活的 HIV 感染者和艾滋病患者约 74 万,其中艾滋病患者为 10.5 万;当年新增 HIV 感染者 4.8 万。

AIDS 的传染源是 HIV 的无症状携带者和 AIDS 患者。HIV 存在于血液、精液、阴道分泌物、乳汁、唾液和脑脊液中,主要的传播方式有三种:①性接触;②注射传播;③垂直传播,可经胎盘或产程中的母血或阴道分泌物传播,产后可通过乳汁传播。

2.病原学

1983 年法国病毒学家 Montagnier 等从 AIDS 患者体内首次分离出一种 RNA 逆转录病毒,WHO 于 1987 年将该病毒正式命名为 HIV。HIV 属于逆转录病毒科慢病毒属,可分为 HIV-1 和 HIV-2 两型,目前,世界流行的 AIDS 主要由 HIV-1 所致,约占 95%;HIV-2 主要在西非和印度流行。两者的基因序列有 25%以上差异,且对抗体反应也有所不同,但是两者引起疾病的临床症状相似,通常称 HIV 均指 HIV-1。

成熟的病毒颗粒直径为 100～120nm,外有脂质层包膜,病毒内部为 20 面体对称的核衣壳,核心为圆柱状,含病毒 RNA、逆转录酶和核衣壳蛋白,基因组包含两条长度约 9.2kb 的 RNA 链。病毒基因组两侧的 LTR 调控病毒 DNA 与宿主细胞基因组的整合、病毒基因表达和复制。Gag 序列编码病毒核心结构蛋白。Env 序列编码病毒包膜糖蛋白 gp120 和 gp41。Pol 序列编码病毒复制所需的逆转录酶、整合酶、蛋白酶。除了这些典型的逆转录病毒结构蛋白基因之外,HIV-1 还含有 6 个调节辅助性蛋白基因 tat、rev、vif、vpr、vpu 和 nef,其产物以不同方式调节病毒蛋白合成、病毒复制、促进感染、抑制宿主细胞免疫功能。HIV 在体内增殖迅速,每天产生 10^9～10^{11} 个病毒颗粒。HIV 易发生变异(突变率约为 $3×10^{-5}$),从而易逃避免疫作用。

3.HIV 侵入细胞的机制及感染特点

HIV 穿过表皮屏障,通过两种方式感染细胞:①游离病毒与 CD4$^+$T 细胞、巨噬细胞、DC、神经胶质细胞接触,通过 CD4 和 CCR5/CXCR4 介导病毒核衣壳穿入细胞;DC 细胞也可通过 CD209(DC-SIGN)介导的胞吞作用摄入病毒。②感染细胞通过与未感染细胞接触传播感染。细胞间接触传播感染更迅速、更有效。

被感染的 DC 迁移到局部淋巴结,尤其是黏膜相关的淋巴组织,主要感染 CD4CCR5$^+$T 细胞(主要是 Tem 细胞),引起病毒大量扩增,细胞大量破坏,并扩散全身引起广泛感染。在 HIV 感染后 1~4 周,许多感染者可出现流感样等症状,如发热、咽喉疼痛、肌肉疼痛、头痛、疲劳、皮疹、口腔溃疡、消瘦、厌食、腹泻或淋巴结肿大。随之机体对 HIV 发生免疫应答,病毒复制被有效抑制,疾病处于潜伏状态,持续 2~15 年,形成 HIV 慢性感染。在此期间,由于肠道免疫系统活化的 CD4$^+$T 细胞耗竭,微生物产物(如细菌 LPS、DNA 等)通过破坏的肠黏膜进入机体,以及隐伏 HIV 随细胞分裂或合并微生物感染、受丝裂原或细胞因子等刺激能持续诱导病毒复制,于是广泛激活全身固有免疫和适应性免疫,使 CD4$^+$T 细胞不断被特异性和非特异性活化,并表达 CXCR4,导致 CD4T 细胞不断被感染、破坏,最终耗竭、免疫崩溃,发展为 AIDS 甚至死亡。

4.HIV 损伤免疫细胞和逃避免疫攻击的机制

病毒主要侵犯 CD4$^+$T 细胞、巨噬细胞、DC、B 细胞和脑组织中的小胶质细胞,AIDS 患者表现以细胞免疫功能严重缺损、机会感染、恶性肿瘤和中枢神经系统病变为主要特征。HIV 通过直接和间接方式损伤免疫细胞。

(1)对 CD4$^+$T 细胞的损伤:活化的 CD4$^+$T 细胞是病毒感染和破坏的主要靶细胞。HIV 主要感染破坏 CD4$^+$CCR5$^+$/CXCR4$^+$T 细胞。在感染的急性期,主要破坏 CD4$^+$Tem 细胞,因为初始 CD4$^+$T 细胞和 Tcm 细胞不表达 CCR5,主要由 CD4$^+$Tem 细胞表达,且该群细胞主要存在于黏膜免疫系统,故在该系统尤其是在肠道相关的淋巴组织中损失惨重。在慢性感染期,主要破坏活化的 CD4$^+$CXCR4$^+$T 细胞,因为活化的 CD4$^+$T 细胞表达 CXCR4。此外,活化的 CD4$^+$T 细胞易遭受破坏,也与这些细胞内 APOBEC3G 抗病毒能力减弱有关。成人 T 细胞数量约为 10^{12},其中 90% 以上存在于淋巴组织中。在慢性 HIV 感染期间,在淋巴组织中的 CD4$^+$T 细胞高达 10% 被感染,循环中被感染的数量则小于 0.1%,每天被破坏的 CD4$^+$T 细胞数量约 $2×10^9$(约占全部 CD4$^+$T 细胞数量的 5%)。

1)直接破坏作用:①病毒大量复制,毒粒芽生释放,引起细胞膜损伤、通透性增高,胞内 Ca^{2+} 浓度升高,导致 T 细胞渗透性崩解或凋亡;②感染细胞的胞质中积聚大量病毒 DNA、RNA 及蛋白,干扰宿主细胞蛋白质合成,影响细胞功能和生存,导致细胞死亡;③感染细胞表达 gp120,介导与周围 CD4$^+$ 细胞融合,形成多核巨细胞,加速细胞死亡;④此外,HIV 能感染和破坏造血干细胞、双阳性前 T 细胞,导致外周血 CD4$^+$T 细胞数量降低。

2)间接破坏作用:①CTL 和 NK 杀伤病毒感染细胞;②可溶性 gp120、感染 DC 表面的 gp120 与 CD4 分子交联使胞内 Ca^{2+} 浓度升高,导致感染和未感染细胞凋亡;③gp120 与 CD4 分子交联,刺激靶细胞表达 Fas 分子,促进靶细胞凋亡;④病毒 tat 蛋白可促进 CD4$^+$T 细胞对 Fas-FasL 途径的敏感性;⑤抗 gp120 抗体通过 ADCC 或激活补体,破坏感染细胞;⑥病毒超抗原引起反应性 CD4$^+$T 细胞死亡。

3)功能异常:①HIV 抑制细胞磷脂合成,影响细胞膜功能;②HIVLTR 的 U3 区与宿主细胞转录因子(如 NF-KB、AP-1)结合,抑制 T 细胞增殖和细胞因子分泌;③CD4$^+$T 细胞大量破坏干扰机体对抗原的特异性免疫应答.导致 B 细胞应答、TCL 增殖及巨噬细胞、NK 细胞活性受抑。

(2)对 B 细胞的影响:gp41 羟基端肽段能激发 B 细胞多克隆活化,导致高免疫球蛋白血症及自身抗体产生;由于 T 细胞辅助功能低下,特异性抗体产生能力受损。

(3)对巨噬细胞、树突状细胞和 NK 细胞的影响:巨噬细胞、FDC 和 DC 等感染 HIV 不引起死亡,而成为病毒的庇护所,可引起感染扩散;但是功能均有不同程度的损伤,如巨噬细胞趋化、黏附、杀菌、递呈抗原功能受损,FDC 和 DC 正常功能下降、数量减少。此外,DC 通过特异性 CD209,能高亲和力与 gp120 结合,可将毒粒传递给 CD4$^+$细胞,有助于感染扩散。NK 细胞被感染后细胞数量正常,但是分泌 IL-2、IL-12 等细胞因子的能力下降,细胞毒活性下降。

(4)HIV 逃避免疫攻击的机制:HIV 感染人体后,可通过不同机制逃避免疫识别和攻击,以利于病毒在机体内长期存活、潜伏、不被根除。①HIV 抗原表位序列可频繁变异,逃避 CTL 杀伤和中和抗体作用;②HIVNef 蛋白能下调细胞表达 MHcI 类分子,抑制 CTL 杀靶,Vpu 能抑制 NK 和 NKT 杀靶;③Thl 细胞数量降低,抑制细胞免疫功能;④病毒潜伏感染,被感染细胞不表达 HIV 蛋白,逃避免疫识别和攻击。

5.AIDS 的免疫学特征

HIV 感染患者体内存在特异性体液免疫和细胞免疫应答。感染后 10 天机体产生 HIV 特异性 CTL 应答,感染后 1～3 周产生非中和抗体(如抗 p24 衣壳蛋白抗体),约 8 周出现中和抗体(抗包膜糖蛋白 gp120 和 gp41 抗体)。感染的急性期和慢性期,虽能清除体内大部分病毒,但是不能根除 HIV 感染,且中和抗体对抑制细胞间传递感染也很少有效。AIDS 免疫学表现:CD4$^+$T 细胞数量明显减少,CD4$^+$和 CD8$^+$T 细胞比值倒置;免疫调节功能失调;抗原递呈细胞功能降低;B 细胞功能异常,可被多克隆激活,产生多种自身抗体。

四、免疫缺陷病的免疫学检验

免疫缺陷病病种较多,临床表现各异。病因多样,涉及免疫系统的多种成分,因此,其检测也应是多方面、综合性的。影像学检查可作为辅助,如胸腺影,侧位 X 线片咽部腺样体。实验室检测是疾病确诊的主要手段,主要采用免疫学方法和分子生物学方法,检测 T 细胞、B 细胞和吞噬细胞数量与功能,以及测定免疫球蛋白、补体、细胞因子等的含量。其他一些常规的和特殊的检测手段,如血液检查、皮肤与黏膜、淋巴结活检等对确诊和明确分型也很重要。

(一)B 细胞缺陷病的检测

B 细胞缺陷主要表现为 B 细胞数量减少或缺陷以及功能障碍,由此导致体内 Ig 水平降低或缺陷,以及抗体产生功能障碍。因此,其检测主要包括 B 细胞数量、功能和体内 Ig 水平等。

1.B 细胞数量的测定

(1)B 细胞表面膜免疫球蛋白(SmIg)的检测:SmIg 是 B 细胞最具特征性的表面标志。检测 SmIg 不但可以测算 B 细胞的数量,还可根据 SmIg 的类别判断 B 细胞的成熟及分化阶段。所有体液免疫缺陷患者都有不同程度的 B 细胞数量和成熟比例的异常。采取淋巴结、直肠或小肠黏膜活检,以免疫荧光法和流式细胞分析法进行检测。

(2)B 细胞表面 CD 抗原检测:B 细胞表面存在着 CD10、CD19、CD20、CD22 等抗原。CD10 只

出现在前 B 细胞,CD19、CD20 从原始至成熟的 B 细胞都存在,而 CD22 只在成熟 B 细胞表达。用免疫组化方法检测这些 B 细胞标志可了解 B 细胞数量、亚型和分化情况。其检测方法主要采用流式细胞术。

2.血清 Ig 的测定

(1)血清各类 Ig 的测定:B 细胞缺陷患者均存在不同程度的 Ig 水平降低。因 Ig 类别与特性不同,IgG、IgM 和 IgA 主要采用免疫浊度法;IgD 和 IgE 由于含量甚微,可采用 RIA、CI,IA 和 ELISA 等技术测定;IgG 亚类可用 ELISA 和免疫电泳法测定。Ig 缺陷有两种,即所有 Ig 都缺陷和选择性 Ig 缺陷。前者 IgG<2g/L、IgM<0.1g/L、IgA<0.05g/L,IgE 也降低,而 IgD 可正常。后者最常见的是 IgA 选择性缺陷,血清 IgA<0.05g/L,外分泌液中测不出 SIgA,IgG、IgM 正常或偏高。

判断体液免疫缺陷病时应该注意的是:①血清中 Ig 总量的生理范围较宽,不同测定方法检测的结果差异较大,对于 Ig 水平低于正常值下限者,应在一段时间内反复测定,才能判断其有无体液免疫缺陷;②患者多为婴幼儿,应注意其 Ig 生理水平及变化规律;③还需要注意地区与种族 Ig 差异。

(2)同种血型凝集素的测定:同种血型凝集素,即 ABO 血型抗体(抗 A 抗体和抗 B 抗体),其为出生后对红细胞 A 物质或 B 物质的抗体应答所产生,为 IgM 类,属天然抗体。检测其滴度是判定机体体液免疫功能简便而有效的方法。通常,除婴儿和 AB 血型外,正常机体均有 1∶8(抗 A)或 1∶4(抗 B)或更高滴度。其检测有助于诊断 Bruton 症、SCID、选择性 IgA 缺陷症等。

3.抗体产生能力的测定

(1)特异性抗体产生能力测定:正常人接种疫苗或菌苗后 5～7 天可产生特异性抗体(IgM 类),若再次免疫(或接种)会产生更高滴度的抗体(IgG 类)。因此,接种疫苗后检测抗体产生情况可判断机体有无体液免疫缺陷。常用的抗原为伤寒菌苗和白喉类毒素,可在注射后 2～4 周测定抗体的滴度。接种伤寒菌苗常用直接凝集实验测定效价,接种白喉类毒素常用锡克试验检测相应抗体。

(2)噬菌体试验:人体清除噬菌体的能力被认为是目前观察抗体应答能力的最敏感的指标之一。正常人甚至新生儿,均可在注入噬菌体后 5 天内将其全部清除;而抗体产生缺陷者,清除噬菌体的时间则明显延长。

(二)T 细胞缺陷病的检测

T 细胞缺陷病主要表现为 T 细胞数量减少或缺陷以及功能障碍,由此导致机体细胞免疫功能缺陷,并影响体液免疫功能。因此,其检测主要包括 T 细胞数量和功能检测。

1.T 细胞数量的检测

(1)T 细胞总数的检测:T 细胞在外周血中占 60%～80%,当 T 细胞总数低于 $1.2×10^9$/L 时,提示可能存在细胞免疫缺陷。通常采用免疫荧光法和流式细胞术检测 T 细胞标志 CD3 反映外周血 T 细胞总数。

(2)T 细胞及其亚群检测:T 细胞按其功能不同分为许多亚群,如 CD4$^+$T、CD8$^+$T 细胞,可通过检测 CD3/CD4 和 CD3/CD8 对其亚群进行检测,并观察两者比例。正常情况下,外周血 CD4$^+$T 细胞约占 70%,CD8$^+$T 细胞约占 30%。

2.T 细胞功能的检测

(1)皮肤试验:皮肤试验可检测体内 T 细胞迟发型超敏反应(DTH)能力,从而反映受试者的细胞免疫功能。常用的皮试抗原是易于在自然环境中接触而致敏的物质,包括结核菌素、白念珠菌素、毛发菌素、链激酶-链道酶(SK-SD)和腮腺炎病毒等。为避免个体差异、接触某种抗原的有无或多少、试剂本身质量和操作误差等因素影响,应该用几种抗原同时试验,凡3种以上抗原皮试阳性者为正常,2种或少于2种阳性或在48h反应直径小于10mm,则提示免疫缺陷或反应性降低。但2岁以内儿童可能因未曾致敏而出现阴性反应,因此,判断时只要有一种抗原皮试阳性,即可说明T细胞功能正常。

(2)T细胞增生试验:是体外检测T细胞功能的常用技术,用非特异性刺激剂或特异性抗原(最常用PHA)刺激淋巴细胞,通过观察淋巴细胞增生和转化能力来反映机体的细胞免疫功能。T细胞缺陷患者会表现出增生应答能力降低,且增生低下程度与免疫缺损程度一致。新生儿出生后不久即可表现出对PHA的反应性,因而出生一周后若出现PHA刺激反应,即可排除严重细胞免疫缺陷的可能。

(3)其他检查:疑为SCID或T细胞免疫缺陷的患儿有条件时应进行血标本中腺苷脱氨酶(ADA)及嘌呤核苷磷酸化酶(PNP)的定量分析;对于酶正常的SCID或其他严重的T细胞免疫缺陷,如MHCⅠ型和(或)Ⅱ型抗原缺陷及Wiskott-Aldrich综合征,可进行适当的细胞表型(MHCⅠ型、Ⅱ型抗原)和(或)功能的测定。95%的共济失调毛细血管扩张症的甲胎蛋白增加(40～2000mg/L),有助于区别其他神经系统疾患。测定中性粒细胞过氧化酶,红细胞或中性粒细胞红细胞葡萄糖6-磷酸脱氢酶活性可明确有无这些酶活性下降。染色体检查对诊断共济失调毛细胞血管扩张症和胸腺发育不良有帮助。

(三)吞噬细胞缺陷病的检测

吞噬细胞包括单核细胞、巨噬细胞和中性粒细胞,其缺陷可表现为细胞数量减少和功能缺陷,包括细胞吞噬能力、胞内杀菌能力、趋化运动等减弱或消失。

(1)白细胞计数:外周血中性粒细胞计数,当成人$<1.8\times10^9/L$,儿童$<1.5\times10^9/L$,婴儿$<1.0\times10^9/L$时,可认为是中性粒细胞减少。若能排除其他外因的影响,就应考虑遗传因素的作用。

(2)趋化功能检测:趋化运动是吞噬细胞功能发挥的前提。常采用滤膜渗透法(Boyden小室法),用微孔滤膜将趋化因子和白细胞分开,观察白细胞穿越滤膜的能力,从而判断其趋化功能。对于迟钝白细胞综合征、家族性白细胞趋化缺陷症等有诊断价值。

(3)吞噬和杀伤试验:吞噬和杀伤试验是检测吞噬细胞功能的经典试验。可将白细胞与一定量的细菌悬液混合孵育,取样涂片、染色、镜检,观察白细胞对细菌的吞噬和杀伤情况,用吞噬率和杀伤率表示。慢性肉芽肿病患者由于吞噬细胞缺少过氧化物酶而无法杀菌,故其吞噬率基本正常,但杀菌率显著降低。

(4)NBT还原试验:NBT还原试验是一种检测吞噬细胞还原杀伤能力的定型试验。吞噬细胞杀菌时,能量消耗剧增,耗氧量也随之增加,氢离子的传递使添加的淡黄色NBT被还原成蓝黑色甲腊颗粒,沉积于胞质中,称为NBT阳性细胞。正常参考值为7%～15%,低于5%表明杀菌能力降低,可用于检测慢性肉芽肿病和严重的6-磷酸葡萄糖脱氢酶缺乏症。

(5)黏附分子检测:用免疫组化或FCM精确测定中性粒细胞表面的黏附分子(如CD18、CD11b、CD11c、CD15、CD62L等),以便了解吞噬细胞黏附功能。另外,也可用ELISA检测血清中游离选择素水平。

（四）补体系统缺陷病的检测

补体系统缺陷病的检测包括总补体活性和单个组分的测定。总补体活性测定可反映补体系统总的活性，单个补体检测 C1q、C4、C3、B 因子和 C1 酯酶抑制剂等含量。由于补体缺陷涉及成分多，又有多条激活途径，对补体系统缺陷病的分析较难。原发性补体缺陷的发病率低，注意与自身免疫病相鉴别。测定 C1 酯酶抑制剂可协助诊断遗传性血管神经性水肿。

（五）基因诊断

采用分子生物学手段，对一些原发性免疫缺陷病的染色体 DNA 进行序列分析，可发现是否存在与缺陷相关的基因突变或缺损的部位，从而为各种原发性免疫缺陷病的诊断、治疗提供了新的途径。

（六）AIDS 的检测

用于检测 HIV 的实验室有初筛实验室和确认实验室。实验室的建立必须经有关部门验收和批准。HIV 的实验室检查主要包括检测 HIV 核酸、血清中的抗 HIV 抗体、HIV 抗原以及淋巴细胞尤其是 $CD4^+T$ 淋巴细胞的数量。

1.病原学检测

病原学检测是指直接从 HIV 感染者体内分离出病毒或检出 HIV 组分。但病毒分离培养和鉴定需要时间较长，对实验技术和条件要求较高，目前多采用分子生物学技术如核酸杂交、反转录 PCR 技术检测病毒 cDNA 或 RNA。

2.免疫学检测

免疫学标志主要是 HIV 感染后产生的抗原、抗体，也包括 T 细胞计数及亚群比例。

（1）抗原的检测：感染 HIV 后，血液中最先出现 HIV-p24 抗原，持续 4～6 周后消失。可用 ELISA 抗原捕获法检测血清中的 p24 抗原，以确定是否为 HIV 急性感染。

（2）抗体的检测：HIV 感染后 2～3 月可出现抗体，并可持续终身，是重要的感染标志。HIV 抗体测定分为初筛试验和确认试验。初筛试验常用 ELISA 法，敏感性高，特异性不强。HIV 抗体检测试剂必须是 HIV-1/2 混合型，经卫生部（卫健委）批准或注册，并通过批检检定合格，进口试剂还必须提供进口许可证和中国生物制品检定所检定合格证书。确认试验主要用免疫印迹法，敏感性高，特异性强。HIV 抗体初筛试验检测通常由取得资格的 HIV 抗体初筛实验室和（或）确认实验室进行，HIV 抗体确认和 HIV 抗体阳性报告必须由取得资格的确认实验室进行。免疫印迹试验检测结果的判断是根据呈色条带的种类和多少，与试剂盒提供的阳性标准比较，并按照试剂盒说明书的规定综合判断。我国的判定标准为：

1）抗 HIV 抗体阳性（＋），有下列任何一项阳性即可确诊。

①至少有 2 条 env 带（gp41/gp160/gp120）出现。

②至少有 1 条 env 带和 p24 带同时出现。

2）抗 HIV-2 抗体阳性（＋），同时符合以下两条标准可判为 HIV－2 抗体阳性。

①符合 WHO 阳性判断标准，即出现至少两条 env 带（gp36/gp140/gp105）。

②符合试剂盒提供的阳性判定标准。

3）抗 HIV 抗体阴性（－），无抗 HIV 特异条带出现。

4）抗 HIV 抗体不确定（±），出现抗 HIV 特异条带，但不足以判定阳性。

（3）淋巴细胞的检测：AIDS 患者淋巴细胞总数减少，常 $<1.5\times10^9/L$；$CD4^+T$ 细胞绝对值下

降,<$0.5×10^9$/L 易发生机会感染,<$0.2×10^9$/L 则发生典型 AIDS;CD4/CD8 值下降,常<0.5,比值越低,细胞免疫功能受损越严重。

3.其他检测

其他检测指不直接针对病原体 HIV 的检测,但与其感染及 AIDS 病情进展相关的非特异性检测项目,如其他相关微生物检查、Ig 检测、T 细胞增生反应,皮肤迟发型超敏反应、红细胞计数、血沉等。

参 考 文 献

[1]郑文芝,袁忠海.临床输血医学检验技术[M].武汉:华中科技大学出版社,2020.

[2]张玉芹,等.实用临床检验诊断精要[M].哈尔滨:黑龙江科学技术出版社,2018.

[3]伊正君,杨清玲.临床分子生物学检验技术[M].武汉:华中科技大学出版社,2020.

[4]刘晓蕾.精编临床检验与诊断[M].长春:吉林科学技术出版社,2020.

[5]冯善丽,等.实用常见病临床检验[M].哈尔滨:黑龙江科学技术出版社,2020.

[6]阮光萍.新编临床检验诊断学[M].天津:天津科学技术出版社,2020.

[7]胡文辉.实用临床检验学[M].昆明:云南科技出版社,2018.

[8]徐燕.现代临床检验医学[M].北京:科学技术文献出版社,2018.

[9]张新春.临床检验技术与临床应用[M].上海:上海交通大学出版社,2018.

[10]杨荷英,等.实用临床医学检验[M].上海:上海交通大学出版社,2018.

[11]于浩,等.临床医学检验技术[M].北京:科学技术文献出版社,2018.

[12]隋振国.医学检验技术与临床应用[M].北京:中国纺织出版社,2019.

[13]盛永慧.临床微生物检验技术[M].北京:科学技术文献出版社,2019.

[14]周九洲.临床检验与诊断新实践[M].北京:中国纺织出版社,2019.

[15]刘继国.现代临床检验技术与应用[M].天津:天津科学技术出版社,2019.

[16]王薇.现代临床检验技术与临床诊断[M].上海:上海交通大学出版社,2019.

[17]解元琳.实用临床检验技术与临床应用[M].长春:吉林科学技术出版社,2019.

[18]张春艳,等.现代临床检验技术与临床诊断[M].北京:科学技术文献出版社,2019.